DIE ROSEN-METHODE

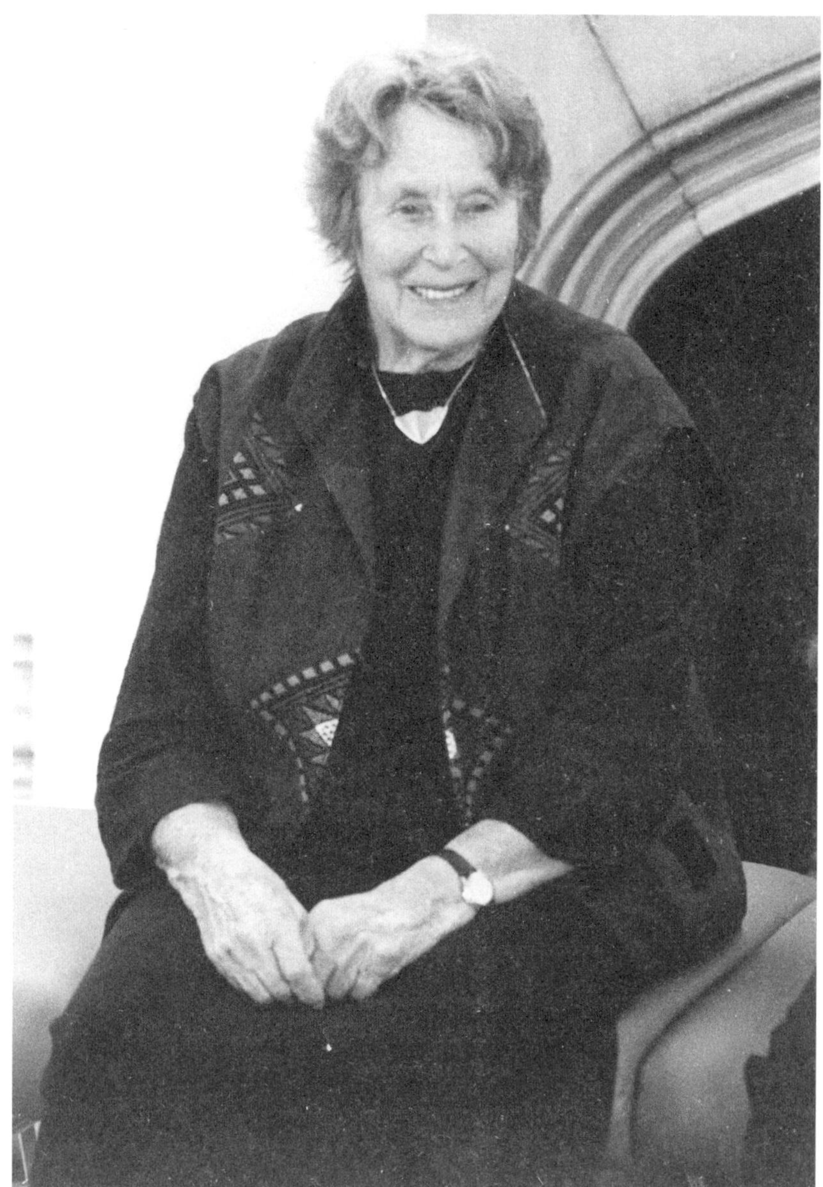

MARION ROSEN *mit Susan Brenner*

DIE ROSEN-METHODE

Den Körper berühren,
die Seele erreichen

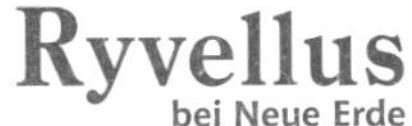

Deutsche Ausgabe:
übersetzt von Ilse Achilles
bearbeitet von Juliane Knoop und Christel Maisel
Geleitwort für die deutschsprachige Ausgabe von Dr. med. Luise Reddemann, Fachärztin für psychotherapeutische Medizin und Psychoanalytikerin
Umschlagfoto und die meisten Fotos von Michel Legrand
Zeichnungen von Isot Jacobs

Anmerkung:
Der Einfachheit halber wurden in diesem Buch die Ausdrücke »die Praktizierende« und »der Klient« verwendet, was nicht bedeutet, dass alle Praktizierenden Frauen und alle Klienten Männer sind.

4. Auflage 2022

Titel der englischen Originalausgabe: »Rosen Method Bodywork«
erschienen bei North Atlantic Books, Berkeley, California

Satz und Layout: Dragon Design, GB
Gesetzt aus der Lingwood

Gesamtherstellung: Appel & Klinger, Schneckenlohe
Printed in Germany

ISBN 978-3-89060-734-4

Neue Erde GmbH
Cecilienstr. 29 · 66111 Saarbrücken
Deutschland · Planet Erde
www.neue-erde.de

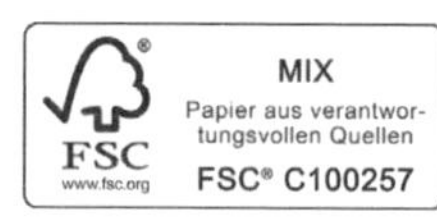

Inhalt

Zum Geleit

Der Zugang zum Körper und der Umgang mit ihm scheint in der Heilkunde immer noch ambivalent, macht man sich klar, dass heute kaum mehr ein Arzt seine Patienten berührt, sondern es vorzieht, Laborbefunde zu erheben. Bernard Lown beklagt diese Verhältnisse in seinem Buch »Die verlorene Kunst des Heilens« und spricht davon, wie heilsam es sein kann, wenn der Arzt seinen Patienten berührt. Bei der körperlichen Untersuchung öffne sich der Patient viel leichter und könne beginnen über Dinge zu sprechen, die sonst unausgesprochen bleiben würden.

In der Psychotherapie bestand – und besteht – in weiten Kreisen Skepsis gegenüber körperlicher Berührung und der Nutzung derselben zu therapeutischen Zwecken. Ein restriktives Verständnis von Abstinenz konnte dazu führen, dass Berührung in jeder Form abgelehnt wurde. Diese Haltung verändert sich allerdings in den letzten Jahren zunehmend, da die neurobiologischen Forschungen darauf verweisen, dass Berühren und Berührt-Werden für die seelische und körperliche Gesundheit von großer Bedeutung sind.

Marion Rosen, eine Pionierin auf dem Gebiet der direkten Behandlung des Körpers, um darüber seelische Bereiche zu erreichen, wusste das schon als sehr junge Frau. Angeregt durch Lucy Heyer, von der sie atemtherapeutisch ausgebildet wurde, entwickelte sie durch ihre praktischen Erfahrungen und Einsichten, gepaart mit Intuition, ihre Behandlungsmethode.

Erst in jüngster Zeit hat sich herausgestellt, dass auch intuitive Vorgänge eine neurobiologische Grundlage haben. Wir sind mittels der sogenannten Spiegelneurone fähig zu fühlen und zu spüren, was andere fühlen und spüren.

Nimmt man alle neurobiologischen Befunde zusammen, die uns schon heute zur Verfügung stehen, wird klar, dass Behandlung über den Körper alles andere als esoterisch ist, dass wir uns vielmehr auf solidem neurobiologischem Terrain befinden.

Die von Marion Rosen entwickelte Vorgehensweise zielt auf eine behutsame Befreiung unterdrückter, im Körper, besser wohl im Körpergedächtnis, festgehaltener Gefühle. Dabei ist die Arbeit mit dem Körper oft sehr viel leichter als der Weg über die Sprache und die Kognitionen. Marion Rosens Arbeit zeichnet sich im Unterschied zu manchen anderen körpertherapeutischen Methoden durch ihren großen Respekt vor dem, was ist, aus. Zwar will sie lösen und befreien, aber es geht ihr nicht um das Aufbrechen eines Panzers, um Katharsis unter allen Umständen, sondern sie will Menschen achtsam auf ihrem Weg der Selbstentdeckung begleiten. Sie schreibt: »... Gefühle tauchen auf, wenn die Klienten dafür bereit sind, sie werden in keiner Weise be- oder gedrängt. Das gehört zu unseren ›Sicherheitsregeln‹, niemals weiterzugehen als unsere Klienten es uns zu diesem Zeitpunkt gewähren.« (S. 40) Und darüber hinaus ist ihr wichtig: »Praktizierende erkennen an, was Klienten erfahren haben. Sie sind Zeugen und schätzen die Wahrheit der Klienten.« (S. 41)

Die Wahrheit des Klienten anzuerkennen, will mir als ein besonders wichtiges Prinzip erscheinen. Hier wird nicht versucht, Klienten eine Theorie, ein Konzept überzustülpen, sondern Rosen-Praktizierende werden als Hebammen bezeichnet. (S. 28)

Klienten lernen ebenfalls achtsamer zu werden, und es ist Marion Rosen wichtig zu betonen, dass sie eine neue Wachsamkeit erlernen, die ihnen hilft, alte Muster aufzugeben, das heißt, Einsicht allein und Erfahrung in der Behandlung reichen nicht, sondern verändertes Handeln muss dazukommen.

Die Rosen-Methode allein oder in Kombination mit verbaler Psychotherapie kann in verhältnismäßig kurzer Zeit, wenn jemand dazu bereit ist, neue Räume eröffnen, es kann aber auch eine Begleitung über lange Zeit sein, die gerade für diejenigen, die einen Mangel an körperlicher Zuwendung erlitten haben, sehr wertvoll sein kann, um so nach und nach Veränderungsprozesse in Gang zu setzen.

Ich wünsche diesem kleinen Buch aus verschiedenen Gründen viele Leserinnen und Leser.

Zum einen hat mich der Einblick in Marion Rosens Biographie sehr bewegt. Was für ein Mut, wie viel Durchhaltevermögen und Gelassenheit kommen einem da entgegen. Es fehlt jede Anklage und Larmoyanz, sondern ein angenehm nüchterner Ton prägt das Buch.

Zum anderen beeindruckt mich die therapeutische Haltung, die von hohem Respekt und einer spirituellen Grundhaltung getragen ist.

Luise Reddemann
August 2005

Vorwort

Meine Beziehung zu Marion und der Rosen-Methode begann im Jahre 1978 in Berkeley, Kalifornien. Ich hatte das Glück, damals an der ersten Trainingsgruppe, die Marion leitete, teilzunehmen. Ich war eine junge Psychotherapeutin und daran interessiert, die therapeutische Arbeit mit meinen Klienten zu vertiefen. Dabei wollte ich über die nur verbale Kommunikation hinausgehen, sie auch mit dem Körper in Verbindung bringen. Die Rosen-Methode bot mir einen Weg, nämlich mit Berührung, Sanftheit und verbaler Begleitung zum Unbewussten vorzudringen und auf diese Weise den sich daraus entwickelnden Prozess im Klienten zu unterstützen. Über diesen Weg gelingt es, den Schutzwall zu durchbrechen, um sich dem Kern unserer essentiellen Natur zu nähern, ihn zu nähren und zu heilen.

Bei meiner ersten Erfahrung mit dieser Methode war ich sehr berührt und auch aufgeregt über das, was ich entdeckte. Nun wusste ich, dass ich gefunden hatte, wonach ich gesucht hatte – es gab für mich nun eine Möglichkeit, mich mit meinem Inneren zu verbinden, mit einem Ort, von dem aus emotionale Ganzheit wieder hergestellt werden kann. Sowohl die Stille und das Hören mit den Händen als auch die Präsenz in der Berührung ließ mir die Wahl, mich zu öffnen. Ich konnte mich von innen heraus weiten, ohne mich bedroht oder gezwungen zu fühlen und ohne dass etwas ohne meinen Willen von mir verlangt wurde. Ich durfte mich willkommenen Händen nähern: langsam, weich und vorsichtig – gerade das ist es, was die Rosen-Methode so besonders für mich macht. Ich vertraue ihr.

Ich bin Psychotherapeutin, bringe also auch psychologische Aspekte in die Rosen-Arbeit hinein. Die Klienten, die zu mir kommen, haben häufig schon Tausende von Dollars für Therapiesitzungen ausgegeben und befinden sich oft weiterhin in emotionalem und/ oder körperlichem Schmerz. Im Laufe der Zeit habe ich gelernt, klar zu sehen, was ein Körper und seine Atembewegung zum Ausdruck bringen, auch dann, wenn wir uns nur gegenübersitzen, ohne Berührung. Ich habe gelernt, während meiner Arbeit die Antwort des Körpers in Bezug auf die Wahrheit zu beobachten, und verliere mich nicht in der persönlichen Geschichte des Klienten. Was dabei auftaucht, ist überraschend, berührend, klar und einfach.

Auf meine Lebensreise blickend, gehen all diese Erfahrungen weit über das hinaus, was ich mir je vorgestellt hatte. Hier sitze ich nun, 25 Jahre später, und helfe Marion, ihre großartige Arbeit der Welt näherzubringen. Ich empfinde die Rosen-Methode als ein »verstecktes Juwel der Körperarbeit«, weil sie so effektiv ist, sich aber noch nicht so sichtbar gemacht hat. Sie hilft den Menschen zu entdecken, was in und zwischen ihren Schichten versteckt liegt, sie hilft ihnen, sich zu öffnen. Bei der Rosen-Methode können sich Körper, Gefühle und Spiritualität verbinden – das wiederum äußert sich in einer positiven Haltung dem Leben gegenüber.

Bei meiner Mitarbeit an diesem Buch war ich bestrebt, Marions Ausdrucksweise, ihre Integrität und Vision über die Rosen-Methode zu erhalten. Ich hoffe, dass Sie beim Lesen dieses Buches inspiriert werden und den Wunsch haben, noch mehr darüber zu erfahren. Die Rosen-Methode ist ein großer Teil meiner persönlichen Entwicklung. Sie hat mir gezeigt, wie ich durch Neugierde, Mitgefühl und Interesse andere Menschen unterstützen kann.

Susan Brenner
Westport, Connecticut, USA
Januar 2003

Einführung

Ich hatte keine Ahnung, was es heißt, wirklich geliebt zu werden, bis ich schließlich 70 Jahre alt war. Vom Kopf her wusste ich zwar, dass viele Menschen mich liebten, aber richtig verstanden habe ich das erst nach einer Rosen-Sitzung, die mich tief berührte. Von da an konnte ich mich für die Liebe öffnen. Es war ein ganz anderes Leben, das ich danach spürte. Meine Umgebung hatte sich nicht verändert, aber meine Wahrnehmungsfähigkeit war eine andere geworden – das machte den großen Unterschied aus. Solche oder ähnliche persönliche Erfahrungen sind für Studierende sehr wichtig, wenn sie Praktizierende oder Lehrerinnen der Rosen-Methode werden wollen. Darum ist es auch so empfehlenswert, die Sitzungen selbst dann noch fortzusetzen, wenn es keine speziellen Beschwerden mehr gibt. In unserem Innersten ist Überraschendes verborgen, das erst im Laufe der Zeit auftaucht.

Wir wollen uns oft nicht so zeigen, wie wir sind, deshalb bauen wir mit Hilfe unserer Muskulatur Schutzwälle um unsere Verletzlichkeiten. Wir fürchten, dass unsere Umgebung unser tieferes Ich beschädigen könnte und sparen deshalb diesen Teil unseres Lebens manchmal ganz aus. Trotzdem sind wir stets auf der Suche nach diesem verborgenen Juwel – aber Gefühle wie Schmerz, Ärger, Trauer hindern uns daran, den inneren Schatz zu finden. Wenn es uns schließlich doch gelingt und das wahre Selbst hervorkommt, dann stellen wir fest: »Ich wusste nicht, dass ich so lieben kann und so geliebt werde.«

In diesem Buch will ich über einige meiner Erfahrungen sprechen, die ich bei der Arbeit mit Menschen gemacht habe; ich will von den Fragen berichten, die ich mir selbst gestellt habe, und von den Antworten, die sich ergaben. Es liegt ein ewiges Geheimnis in diesem wundervollen Instrument, das wir »unser Körper« nennen. Es war mein großes Privileg, einige dieser Geheimnisse erkunden zu dürfen und zu erfahren, welchen Einfluss sie auf das Leben der Menschen haben.

Zu den Fragen, die mich beschäftigten, gehörten: Warum haben Menschen Schmerzen? Wie werden sie wieder schmerzfrei? Was geschieht, wenn ich Menschen berühre? Warum tun uns Berührungen so gut? Wie kommt es, dass durch Berührungen Schmerzen vergehen können? Ich habe keine endgültigen Antworten, aber verschiedene Erfahrungen, die auf Antworten hinweisen.

Bei der Körperarbeit nach der Rosen-Methode berühren wir Menschen. Es ist eine besondere Berührung, die den Kontakt zum Körper herstellt. Wir sagen, wir haben neugierige Hände, die Verspannungen im Körper erspüren und Bereiche finden, die nicht durch Atmung bewegt werden. Die Rosen-Methode ist ein psychospiritueller Weg des Heilens. Es ist ein Prozess, der durch den Körper zur Wahrnehmung der Gefühle führt. Das Ziel ist, Menschen zu helfen, ihr Potential zu entdecken und zu nutzen.

Zu dem Prozess der Rosen-Methode gehört, Raum für Gefühle zu finden und diese Gefühle zu akzeptieren. Wenn Menschen sich selber erkennen und völlig so sein können, wie sie sind, dann zeigt sich ein vertrautes, persönliches Wissen von sich selbst. Indem wir sie mit aufnahmebereiten, aufmerksamen Händen berühren, schaffen wir Raum für die innere Stimme unserer Klienten. Aus dieser Authentizität entsteht die Akzeptanz, die Hingabe, das Erkennen des wahren Kerns. Menschen verstellen sich den Blick auf sich selbst durch Ablenkungen, Scham, Verpflichtungen, Konkurrenzverhalten usw. Erst wenn sie diese Hürden erkennen, spüren sie, wie hinderlich, eingrenzend und völlig unnötig sie sind. Der Atem kann dann frei durch den ganzen Körper strömen; Wandlung wird möglich.

Lange Zeit glaubte ich, dass die persönliche, individuelle Transformation das Ziel der Rosen-Methode sei – und viele Jahre war das auch genug. Aber das Ziel reicht nun über den inneren Heilungsprozess des einzelnen hinaus: Ich sehe, dass diese Arbeit

Familien-Interaktionen, Arbeit und kreatives Leben, ja die Welt verändern kann. Die Körperarbeit der Rosen-Methode beginnt mit der Arbeit am Individuum und seinem persönlichen Wachstum, aber sie hört da nicht auf. Das Wachstum des einzelnen führt zu Veränderungen, und diese setzen sich wie in einer Wellenbewegung weltweit fort. Das Wunderbare daran ist, dass es niemals aufhört. Wir wissen nicht, wohin es führt – die Möglichkeiten sind unendlich.

Marion Rosen
Berkeley, Kalifornien, USA
Januar 2003

Kapitel 1

Der Ursprung der Rosen-Methode

Meine Arbeit entstand aus den Erfahrungen und Einsichten, die ich in meinem Leben gemacht habe. Ich wurde 1914 in Nürnberg geboren – als drittes von vier Kindern. Damals hatten meine Eltern Probleme miteinander. Meine Mutter hatte sich während ihrer Schwangerschaft in einen anderen Mann verliebt, wie ich später herausfand. Drei Tage nach meiner Geburt zog mein Vater in den Krieg. Das Vermögen meines Vaters hielt uns über Wasser. Meine Mutter kannte ich nur aus der Distanz. Ich kann mich nicht erinnern, dass sie mich einmal gebadet oder angezogen hätte.

Ein Kindermädchen wurde ins Haus geholt, um sich um mich zu kümmern. Diese Frau zog mich in meinen vier ersten Lebensjahren auf. Ihr Kosename war »Tante Ru«, sie vertrat Mutterstelle an mir und sorgte besser für mich als meine leibliche Mutter. Eines Morgens wachte ich auf, und Tante Ru war verschwunden. Ohne Erklärung, ohne Abschiedsgruß. In mir entstand die Überzeugung, dass meine richtige Mutter mich verlassen hatte, dass ich ein Zigeunerkind sei und die Familie, in der ich lebte, mich aufgenommen hätte. Ich war anders als die anderen und irgendwie passte ich nicht zu ihnen. Von meinem älteren Bruder und meiner Schwester wurde ich geduldet, aber sie beschäftigten sich nicht mit mir. Die Familie nannte mich den »schwarzen Teufel«, denn ich hatte dichtes schwarzes Haar und stritt mit meinen Geschwistern. Ich fühlte mich wie eine Außenseiterin in meiner Familie, und ich sah das Leben aus einer ganz anderen Perspektive. Ich wurde eine aufmerksame Beobachterin von Menschen und Beziehungen. Als Teenager nutzte ich diese gut entwickelte Beobachtungsgabe, indem ich meinen Vater beriet, welche seiner Kunden vertrauenswürdig genug waren, um sich mit ihnen auf Geschäfte einzulassen.

Als Kind hatte ich Asthma bekommen und konnte nur mit Schwierigkeiten atmen. Das heißt, schon früh drehte sich meine Aufmerksamkeit um die Atmung. Als ich älter wurde, nahmen die Atembeschwerden ab, so dass ich ein sehr aktives und freudvolles Teenager-Leben führen konnte. Ich schwamm gern, wanderte, ritt, radelte und fuhr Ski. Am liebsten tanzte ich. Ich hoffte sogar, das Tanzen zu meinem Beruf machen zu können, aber mit 1,75 m war ich zu groß dafür.

Die Machtergreifung durch Hitler und die Nazis brachte mir als Jüdin den Verlust wichtiger Beziehungen, denn die Freunde, die ich hatte, waren nicht-jüdisch und wollten nicht länger mit mir befreundet bleiben. Ich hatte damals einen deutschen Freund, den ich liebte. An einem Tag sagte er, dass er mich liebe, am nächsten, dass er mich nicht mehr treffen könne. All das war schwer für mich, zumal es mir auch verboten war, die Universität zu besuchen, in Kinos und in Restaurants zu gehen. Weil es für mich in Deutschland überhaupt kein Leben mehr zu geben schien, beantragte ich ein Visum für die USA.

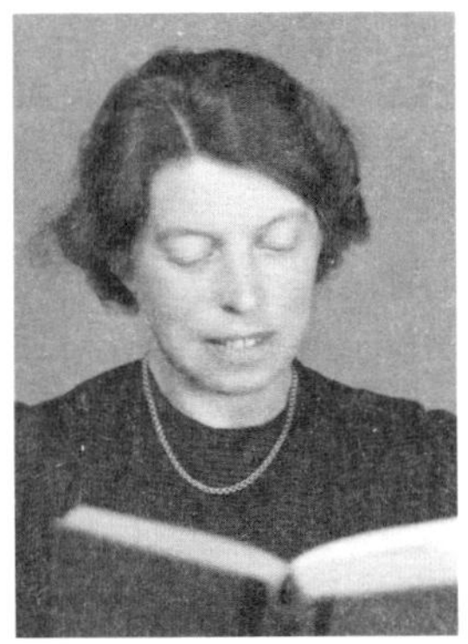
Lucy Heyer, 1944

Bevor ich Deutschland verließ, wurde meine Mutter wegen eines gebrochenen Beines physiotherapeutisch behandelt. Sie schlug mir vor, mit ihrer Therapeutin zu sprechen. Lucy Heyer lehrte Massagetechniken und Atemübungen, und meine Mutter meinte, ich würde das vielleicht gern lernen. Normalerweise hörte ich nicht auf das, was meine Mutter vorschlug, doch zum Glück ließ ich mich diesmal darauf ein und traf diese Frau. Lucy Heyer war die Ehefrau von Dr. Gustav Heyer (ein Kollege und Schüler von C. G. Jung). Die beiden arbeiteten in München mit einer Gruppe von Leuten, die Massage, Atmung und Entspannung in Verbindung mit Psychotherapie anwendeten. Die Gruppe kombinierte mehrere

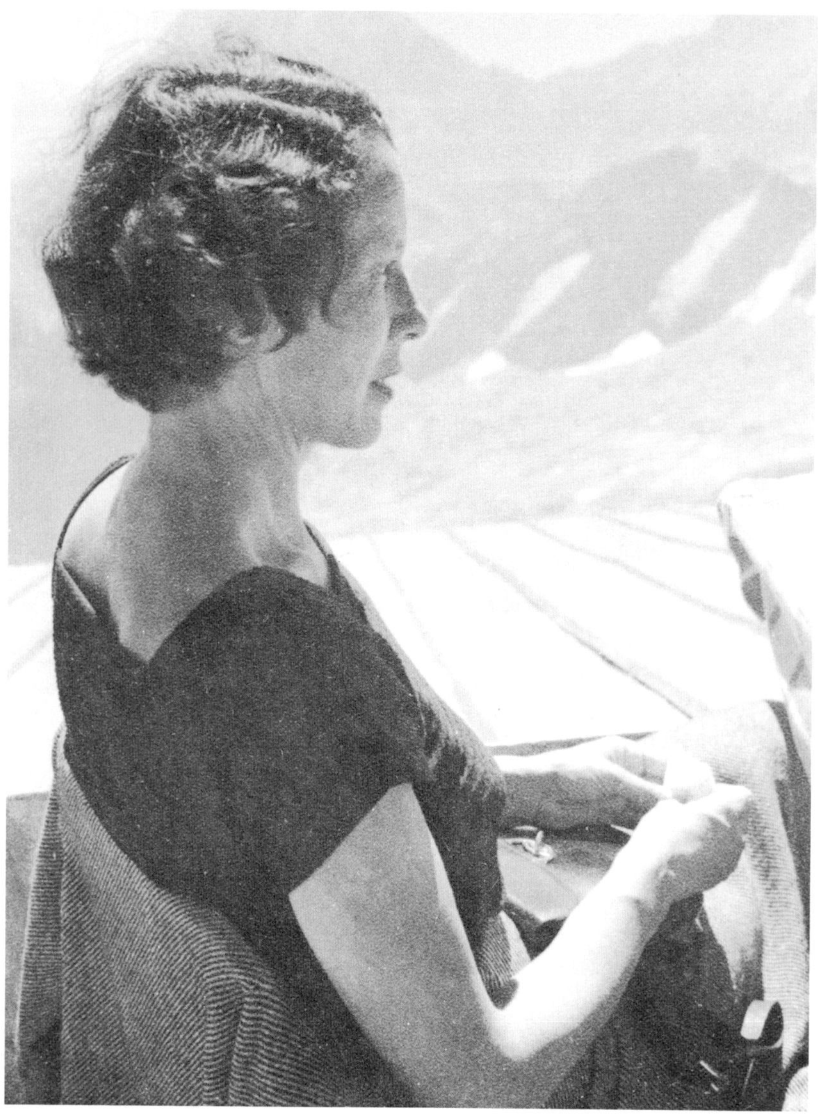

Methoden und fand heraus, dass auf diese Weise oft weniger Behandlungen notwendig waren als bei der üblichen Vorgehensweise.

Lucy Heyer bot an, mich zu unterrichten, falls ich Interesse hätte. Sie sagte, ich könne nach München kommen, und sie werde mir zeigen, wie sie arbeitete. Etwa vier Wochen später fuhr ich zu ihr, und sie gab mir meine erste Behandlung. Ich war mit einer schrecklichen Migräne angekommen, aber nach der Sitzung war der Kopfschmerz vorbei. Als sie zum ersten Mal ihre Hände auf mich legte, sagte ich mir: »Das ist meine Arbeit. Die will ich für den Rest meines Lebens ausüben.« Genau das geschah – und ich habe es niemals bereut.

Ich blieb zwei Jahre bei Lucy Heyer, sie lehrte mich alles, was sie wusste. Viele Jahre war ich sehr verschlossen gewesen, aber durch die Arbeit mit ihr begann ich, mich mit mir wohlzufühlen. Ich lernte damals viel über den menschlichen Körper, und ich bewunderte mehr und mehr, wie er aufgebaut war und wie er funktionierte. Dieses Wissen passte zu der psychotherapeutischen Arbeit von Frau Heyers Mann. Ich verstand allmählich, wie das alles ineinandergriff. Die Heyers behandelten ihre Patienten mit Massage und Atemarbeit. Dadurch fanden die Menschen leichten Zugang zu ihren seelischen Problemen. Diese Art der Behandlung war kürzer und wesentlich effektiver.

Nach meinem Aufenthalt bei den Heyers war es Zeit für mich, das Land zu verlassen. Ich hatte zwar geplant, nach Schweden zu gehen, aber ich entschied mich nun erst einmal für England. Mein Bruder war dort Psychiater an der Tavistock-Klinik. Ich hoffte, bei ihm könnte ich ausprobieren, was ich gelernt hatte. Sechs Monate lang arbeitete ich mit verschiedenen Patienten in der Klinik. Seltsames passierte: Die Ärzte schickten mir ihre schwierigsten Fälle, und wenn ich mit ihnen arbeitete, verschwanden deren Krankheitssymptome. So behandelte ich zum Beispiel eine Frau, die an Panikattacken litt, wenn sie aus dem Haus ging. Nach einigen Sitzungen waren diese Attacken verschwunden.

Ein anderer Patient war ein junger Bote, der seine Auftragszettel nicht mehr lesen konnte. Nach einer Sitzung gab ich ihm einen Band mit Gedichten und bat ihn, mir daraus vorzulesen. Er machte das perfekt! Danach begann er, offener mit mir zu sprechen, klagte darüber, wie sehr er seinen Job hasse und dass er viel lieber etwas ganz anderes tun würde. Nach dieser Sitzung konnte er seine Auftragszettel wieder lesen. Die Ärzte fragten mich, wie das möglich geworden sei, und ich konnte es ihnen nicht sagen. Es war ein Problem für die Ärzte, Patienten zu behandeln, deren Beschwerden zwar verschwunden waren, die für die Ärzte aber nicht als geheilt galten. Ich, eine 22-jährige Frau, die so schnell mit Erfolg behandelte, war eine Bedrohung für die traditionell langandauernde Therapie! Deswegen gelang es dann doch nicht, die traditionellen psychoanalytischen Methoden mit der neuen unkonventionellen Herangehensweise zu kombinieren, zumal es keine Theorie gab, die die guten Ergebnisse erklären konnte.

In dieser Zeit in England bekam ich einen Brief von einem Mann, der nach Kalifornien emigriert war. Er schrieb über das Wetter, die Menschen, die Arbeitsbedingungen und wie wunderbar alles sei. Es gäbe nur wenige Einschränkungen und man könne in jedem Beruf arbeiten. Nach all den Entbehrungen in Europa erschien mir das geradezu paradiesisch, und ich beantragte erneut ein Visum. Die Wartezeit auf das Visum, eineinhalb Jahre, verbrachte ich in Schweden, wo ich mich zur Physiotherapeutin ausbilden ließ. Ich wohnte bei meiner Schwester, und wir lebten von dem, was sie verdiente. Es war eine schwierige Zeit, denn ich war illegal im Land und hatte nur ein Empfehlungsschreiben von Lucy Heyer in der Hand. Während der Ausbildung stellte ich fest, dass viele von Lucy Heyers Methoden durch die fortschrittliche schwedische Auffassung der Physiotherapie gestützt und bestätigt wurden. Als Teil der Ausbildung sah ich bei verschiedenen Operationen zu, zum Beispiel beim Einsetzen künstlicher Hüftgelenke, bei Wirbelsäulen- und Schädelchirurgie. In dieser kurzen Zeit lernte ich fortschrittliche und überaus wichtige Arbeiten auf diesem Gebiet kennen.

Um mich zusätzlich sinnvoll zu beschäftigen, fragte ich eine Tanzlehrerin, ob ich bei ihren Kursen zuschauen könne. Ich bot im Austausch dafür Massagen an. Glücklicherweise hatte sie Schmerzen im Knöchel. Ich behandelte sie drei Mal, und es ging ihr besser. Dadurch hatte ich ihr Interesse geweckt. An einem Abend hatte sie einen Auftritt, litt aber unter Hexenschuss. Nachmittags behandelte ich sie – mit Erfolg. Von da an durfte ich in ihre Tanzschule kommen und gehen, wie ich wollte. Ich habe viel Zeit damit zugebracht, den Tänzern und Tänzerinnen zuzuschauen. Der Tanzstil war weder modernes noch klassisches Ballett, sondern einfach eine sehr anmutige Bewegung zur Musik. Ich konnte stundenlang dasitzen und bei den verschiedenen Tänzen zusehen – Kinder, ältere Leute und angehende Profis tanzten. Ich wusste nicht, was es mir bringen würde, aber es machte mir Spaß, und ich genoss das Zuschauen. Erst Jahre später in den USA stellte ich fest, dass ich dabei gelernt hatte, ganz genau wahrzunehmen, wie Menschen sich bewegen und wie ihre Körper dabei aussehen. Ich hatte Kenntnisse erworben, die ich später in meiner Arbeit sehr gut einsetzen konnte.

Schließlich kam mein Visum, und ich steuerte Amerika an. Eigentlich hatte ich geplant, nach New York zu gehen und dort zusammen mit Gertrude Lederer zu arbeiten. Meine Mutter hatte mich ihr vorgestellt. Weil meine Schwester keine Einreiseerlaubnis bekam, reiste ich allein. Zur gleichen Zeit marschierten die Deutschen in Norwegen ein, deswegen gab es kein direktes Schiff von Schweden in die USA. So machte ich mich mit 24 Jahren über Osteuropa, Russland und Japan auf den Weg nach Amerika. Verwandte holten mich in San Francisco ab und nahmen mich mit zu sich nach Hause in Berkeley. Als ich Berkeley sah, beschloss ich, niemals mehr von dort wegzugehen.

Eine Freundin, die meine Arbeit kannte, meinte, ich hätte die Fähigkeit zur Ärztin. Mit ihrer Ermutigung und der ihres Mannes schrieb ich mich für die Vorbereitung auf das Physikum in Berkeley an der University of California ein. Ich bin sicher, viele meiner Studienkollegen wunderten sich über die junge Frau mit wenig Geld und deutschem Akzent, die sich 1944 auf den von Männern beherrschten Campus in Berkeley traute.

Ich schaffte in allen Kursen eine 2 minus. Das reichte der Berkeley Studienverwaltung aber nicht für eine Zulassung zum Medizinstudium. Also arbeitete ich weiter als Physiotherapeutin im Kaiser-Hospital in Richmond und behandelte verletzte Arbeiter der Kaiser-Werft. Nach dem Krieg war der Bedarf an Physiotherapeuten für die Verwundeten groß. Ich hörte von einem kostenlosen Kursprogramm an der Mayo-Klinik in Minnesota. Dort wurden Leute auf dem in den USA relativ neuen Gebiet der Physiotherapie ausgebildet. Ich schrieb mich ein, und weil ich bereits eine Ausbildung gemacht hatte, konnte ich die Kurse sehr schnell durchlaufen. Ich machte meinen Abschluss nach sechs Monaten.

Zurück in Berkeley, arbeitete ich zunächst weiter als Physiotherapeutin im Krankenhaus und danach 35 Jahre in privater Praxis. Einige meiner Freunde kamen manchmal, um ihre verspannten und schmerzenden Muskeln behandeln zu lassen. Einer von ihnen fragte mich nach einer Methode zur Prävention von solchen Schmerzen. Als Reaktion auf diese einfache Bitte begann ich 1957 Bewegung zu unterrichten. Ich baute in den Unterricht Bewegungen ein, die aus der Physiotherapie stammten. Ich legte Musik dazu auf und ließ Freunde diese Übungen einmal wöchentlich machen, um ihre Gelenke und Muskeln beweglich zu halten.

Jahre später fragte mich Sara Webb, ob ich ihr beibringen könne, was ich in München gelernt hatte. Ihr Bruder, der an Asthma gelitten hatte, hatte ein paar Sitzungen bei mir gehabt, danach war das Asthma weg. Ihre Mutter riet ihr, mich aufzusuchen, um das zu lernen, was ich machte. Sara sagte später, es sei das einzige Mal gewesen, dass sie auf ihre Mutter gehört habe. Es war die gleiche Situation wie damals bei mir mit Lucy Heyer. Auf diese Weise wurde sie meine erste Schülerin. Dieses Ereignis hatte großen Einfluss auf mich. 35 Jahre lang hatte ich nicht daran gedacht, jetzt tauchte es in meinem Leben wieder auf. Gerade damals nämlich hatte mir Swami Radha in Kanada gesagt, dass ich für diese Körperarbeit zwar geeignet sei, sie aber niemals lehren könne. Ich dachte: »Ich zeig es dir!« und machte mich daran, sie eines besseren zu belehren.

Ich begann, Sara die Methode der Berührungen zu zeigen, so wie ich sie von Lucy Heyer gelernt hatte. Und ich war überrascht, wie positiv die Menschen reagierten, die wir so behandelten. Ihre Körper entspannten sich, oft begannen sie über sich zu sprechen, und Erfahrungen, die sie lange vergessen hatten, tauchten in ihrem Bewusstsein wieder auf. Überraschenderweise begannen viele der Klienten zu weinen, und nach einer Weile sagten sie, dass sie sich nun viel besser fühlten. Sie sahen auch besser aus, erleichtert und friedvoll. Diese Menschen wollten weiter zu Behandlungen kommen, sie erzählten ihren Freunden davon, und bald hatten wir mehr Klienten, als Sara zum Üben brauchte.

Ich lehrte sie, wie und wo man Menschen berührt und wie man verspannte Muskeln im Körper aufspürt. Sie forderte mich bei jeder Gelegenheit heraus: »Warum ist das so?« »Wie passiert das?« Ich wusste die Antworten wirklich nicht, aber durch ihre Fragen war ich gezwungen, mich noch näher mit allem auseinanderzusetzen. Auffällig war zudem, dass immer häufiger das passierte, was ich schon als Physiotherapeutin erlebt hatte: Wenn ich Nacken und Schultern behandelte, dann sagten Klienten zu mir: »Ich spreche mit Ihnen über Dinge, über die ich noch mit niemandem geredet habe.« Und wenn sie mit mir darüber sprachen, entspannten sich ihre Muskeln und ihre Schmerzen verschwanden. Das war eine Beobachtung, mit der ich nicht viel anfangen und die ich auch nicht wirklich einordnen konnte. Es war einfach eine Tatsache. Ich betone also noch einmal, dass diese Methode sich im Laufe der Zeit entwickelte. Ich sammelte Erfahrungen. Eine ganze Weile waren wir schon zufrieden damit, wenn Menschen weinten und sich danach besser fühlten oder wenn sie sprachen und ihre Schmerzen dadurch verschwanden. Ich wandte die Methode auch bei meinen physiotherapeutischen Behandlungen an. Dabei erlebte ich noch stärker, wie Menschen anfingen zu weinen und danach erzählten, was sie verletzt hatte. Oder sie sagten manchmal: »Ich weiß gar nicht, warum ich weine, es überkam mich einfach so« – und dann fühlten sie sich viel besser. So arbeiteten wir eine Zeit lang, und es war wirklich sehr spannend. Mehr und mehr Menschen wollten zu uns kommen, viel mehr, als wir behandeln konnten.

Damals interessierten sich einige Leute für diese Methode, besonders auch meine Nichte. Sie kam aus Schweden und wollte von mir unterrichtet werden. Ich sagte ihr, zur Vorbereitung bräuchte sie einen Kurs in Physiotherapie. Sie besuchte einen Kurs in Stockholm und kam dann zu mir nach Berkeley. Ich dachte, es könne langweilig werden, immer nur eine Person zu unterrichten, also gab ich bekannt, dass ich bereit sei, mehrere Leute zu unterrichten. Eine Menge Menschen wollten kommen, ich wählte zwölf aus. Von diesen zwölf wurden zehn meine Schüler.

Wir arbeiteten zwei Jahre so, wie ich es gewohnt war. Ich kann es gar nicht Unterricht nennen, denn ich wusste kaum, was geschah. Ich sagte den Studierenden, dass wir auf die Atmung achten, dass wir unsere Klienten berühren und dass wir sie dann fragen, was mit ihnen geschieht. Wir sprachen darüber, warum Klienten weinten und dass die Antwort darauf häufig war: »Ich weiß es nicht, ich fühlte mich einfach traurig und musste weinen.« Und manchmal sagten Klienten nach einer Weile noch: »Ach ja, jetzt erinnere ich mich.« Durch das Berührtwerden wurden offensichtlich Gefühle ausgelöst, die den Weg ebneten, Ursachen von Schmerz und Trauer besser zu verstehen.

Etwa um diese Zeit wurde ich nach Schweden eingeladen, um dort zu unterrichten. Meine Nichte, die aus Schweden gekommen war, hatte dort am Axelson-Institut gelernt. Sie sprach mit Hans Axelson, dem Leiter des Instituts, über meine Arbeit, und er war bereit, mich zu empfangen, obwohl ihm nicht ganz klar war, was die alte Tante anzubieten hatte. Aber er sagte: »Lass sie herkommen, wir werden sehen, was passiert.« Über meinen erstaunlichen Erfolg dort berichtet Kapitel 5. Es war nur einer der Höhepunkte in meiner Arbeit, die sich später – durch Praxis und Bekanntwerden – zur Rosen-Methode entwickelte.

Während der letzten 60 Jahre habe ich ununterbrochen gelernt. Ich war immer eine eifrige Schülerin, offen, neugierig und interessiert auch noch mit 88. Meine Arbeit wird nie vollendet sein, denn je größer meine Wahrnehmung wird, um so mehr gibt es für mich zu sehen. Ich bin überrascht, wie lange ich brauchte, bevor ich all diese Verbindungen erkannte. Jetzt gibt es Unterstützung – durch die Wissenschaft. Sie bestätigt die Erfahrungen, die ich machte. Das ist hilfreich und wertvoll. Ich bin von wahrhaft unbezähmbarer Neugier und halte nichts für selbstverständlich. Ich betrachte die Rosen-Lehrerinnen und -Praktizierenden als eine Gemeinschaft neugieriger Menschen, die ständig auf der Suche sind nach dem Wissen um physisches und emotionales Wohlergehen: aufgeschlossen für alle Möglichkeiten.

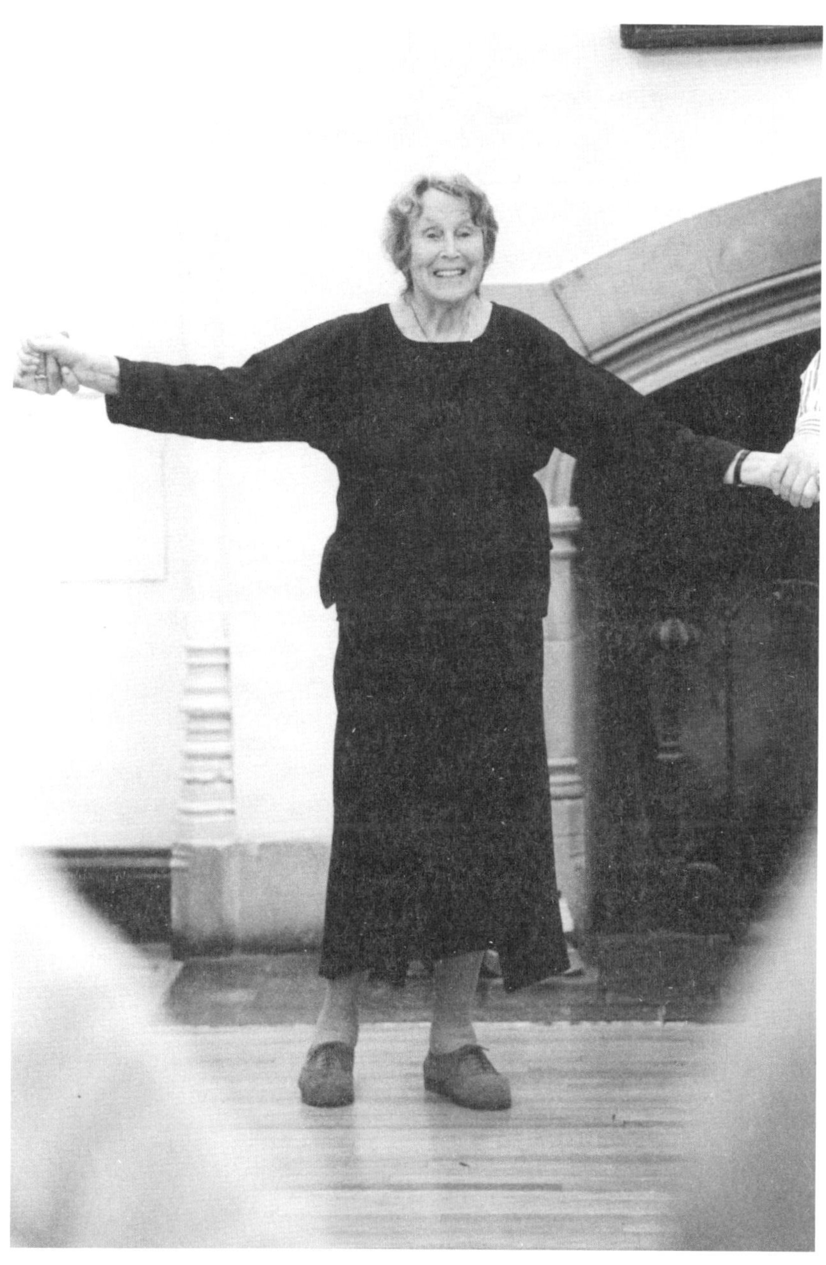

Kapitel 2

Allen Möglichkeiten gegenüber aufgeschlossen

Was ist die Rosen-Methode?

Die Rosen-Methode ist weder Psychotherapie noch Physiotherapie, obwohl Menschen dadurch körperlich wie seelisch gesunden können. Die Rosen-Methode wendet sich an etwas anderes im Menschen. Praktizierende haben ein Ziel im Auge. Klienten sollen eine neue Dimension in ihrem Leben erreichen und entwickeln. Als ich mit der Arbeit begann, war ich ganz aufgeregt, wenn Klienten ihre Traurigkeit spürten. Dann kamen andere Menschen zu mir, und sie fanden ihr Lachen und ihre Freude. Deshalb ist es mein Bestreben, Klienten zu helfen, Zugang zu genau den Gefühlen zu finden, die sie unterdrückt haben. Und die unterscheiden sich von Mensch zu Mensch.

Die Rosen-Methode ist ein Weg, Gefühle und Erfahrungen über den Körper zu spüren. Der Körper lügt nicht. Durch die Atmung und die Muskulatur zeigt der Körper die Wahrheit unserer Gefühle. Durch Muskelverspannungen unterdrückt der Körper Gefühle und Eindrücke, die wir zum Zeitpunkt ihres Entstehens nicht verarbeiten konnten. Auf diese Weise vergessen wir oft, was wirklich passiert ist. Aber die Gefühle und Erfahrungen bleiben in uns, lagern im Körper – und es kostet uns viel Kraft, sie im Unbewussten zu lassen. Die Muskelverspannungen behindern auch den freien Atemfluss im Körper.

Wenn Praktizierende mit Klienten arbeiten, dann nutzen wir die Berührung zuallererst, um auf die verspannte Muskulatur aufmerksam zu machen. Ziel ist die Entspannung dieser chronisch verspannten Muskeln. Wir können dem Klienten auch Fragen stellen oder können ihm sagen, was wir mit unseren Händen fühlen – etwa so: »Unter meinen Händen fühle ich an dieser Stelle Ihres Körpers starke Anspannung« oder »Hier spüre ich ein Festhalten«. Durch die Muskelentspannung und durch freiere Atmung scheinen wir näher an die Gefühle und Erfahrungen der Menschen heranzukommen. Oft beginnen Klienten zu weinen, bevor sie sich an den Grund für ihre Verspannungen erinnern. Sie erinnern sich zuerst an ihre Gefühle.

Die Rosen-Methode trägt zum inneren Wachstum eines Menschen bei – und das scheint ihre wichtigste Funktion zu sein. Das innere Wachstum hat entscheidenden Einfluss auf die Klienten – körperlich, emotional und geistig. Wir wenden uns genau an jenen Teil, der uns am Wachstum hindert, an die Barrieren. Sind die Barrieren beiseitegeräumt, dann kommt das Wachstum als direkte Konsequenz, ganz ohne Hilfe von außen oder Anstrengung. Die Menschen können sich entspannen. Als Folge davon erreichen sie größere Beweglichkeit, sie verlieren ihre Schmerzen, alle Organe arbeiten zuverlässiger und die Atmung verbessert sich. Das führt zu einem ganz anderen Ausdruck in ihrem Gesicht und zu einer völlig anderen Haltung.

Den Klienten wird bewusst, wie groß ihr eigener Anteil ist an den Einschränkungen, die ihr Leben behindern. Damit kommen sie an einen Punkt, von dem aus sie ihre Handlungen verändern können. Wenn die Barrieren gefallen sind, können die Menschen sich öffnen und zeigen, was in ihnen steckt: Liebesfähigkeit, Kreativität, Denkvermögen. Sie können allen diesen Eigenschaften erlauben, Teil ihres Lebens zu werden. Der Prozess des Versteckens wird umgekehrt. Statt alle Energie darauf zu verwenden, das zu unterdrücken, was sie sind, können sie sich jetzt erlauben, gerade das hervorkommen und sichtbar werden zu lassen. So wird ihnen der Reichtum ihres Seins deutlich.

Dieser Prozess läuft nicht über den Verstand, und er zeigt sich nur, wenn er von innen kommen darf. Praktizierende sind manchmal ausgebildet in Psychologie oder Physiotherapie, wichtiger aber ist die Fähigkeit, durch ihre Aufmerksamkeit, ihre Gegenwart, ihren Kontakt den Klienten das Sich-Öffnen zu erleichtern. Das ist, was wir Rosen-Methode nennen. Erst wenn die Menschen sich geöffnet haben, brauchen sie – vielleicht – einen Psychotherapeuten, der ihnen hilft, ihre Gefühle zu verarbeiten. Praktizierende der Rosen-Methode sind also »Hebammen«, die den Klienten beim Sich-Öffnen unterstützen und ihnen dabei helfen, das leben zu lassen, was sie dort vorfinden. Das ist alles, was wir machen, aber es hat eine große Wirkung auf die Menschen, weil es Möglichkeiten aufzeigt, die ohne unsere Arbeit nicht erreichbar wären. Mit lauter Schutzzonen um sich herum führen manche Menschen ihr Leben auf ganz kleiner Flamme und erfahren nie, wie es sich anfühlt, voll entflammt zu sein. Statt nur ein bisschen zu leben, könnten sie voll an der Welt teilhaben.

Manche Menschen verwechseln das, was sie sind, mit dem, was sie erfahren haben. Aber wer sie sind – das ist das wirklich Wichtige. Manche glauben, weil sie ein schreckliches Erlebnis hatten, sind sie selbst schrecklich. So habe ich es zum Beispiel nicht gern, wenn Menschen sich als »Überlebende des Inzests« bezeichnen. Ja, sie haben Inzest überlebt, aber wer sie sind, zählt viel mehr. Es ist wichtig, dass Menschen sich nicht mit ihrer Erfahrung gleichsetzen. Es ist viel mehr ihre Aufgabe herauszufinden, wer sie sind. Wir können ihnen dabei helfen, indem wir die Barrieren, mit denen sie sich selbst umgeben, sichtbar und spürbar machen. Die Klienten haben die Wahl, ob sie diese Barrieren behalten oder abbauen wollen. Wir Praktizierenden zwingen ihnen keine Entscheidung auf, die Wahl liegt bei ihnen. Sie mögen noch nicht bereit sein oder brauchen noch Zeit, um einen Schritt zu tun. Was immer sie wählen, die Praktizierende wird sie unterstützen.

Bereits in den Anfängen der Rosen-Methode stellten die Praktizierenden fest: Die Menschen hatten während einer Sitzung eine Menge emotionaler Erlebnisse. Ich fand das wunderbar, und es war notwendig für die Veränderung, denn erst wenn die Menschen mit ihren Gefühlen in Kontakt kommen, kann sich ihr Leben wandeln. Wir merkten jedoch, dass allein das Herauslassen der Gefühle nicht wirklich die Transformation brachte. Deswegen begannen wir nun, auch auf die stilleren Signale zu achten. Ein veränderter Gesichtsausdruck und ein paar Tränen auf den Wangen schienen auf ein tieferes Erleben hinzudeuten, auf das, was jenseits der Barrieren lag. Das erschien echter, und wir waren damit zufrieden. Dann kam der nächste

Schritt, der uns wichtig erschien: Klienten sollten nicht nur mit mehr Bewusstsein leben, sie sollten das auch in ihrem Leben sichtbar machen. Ich verstand jetzt, dass das Entdecken des eigenen Selbst nicht reicht. Die Klienten müssen handeln, sie müssen einen Beitrag leisten als die Menschen, als die sie sich entdeckt haben. Es reicht nicht, herauszufinden, dass wir lieben können, es geht auch darum, zu lieben. Es reicht nicht, herauszufinden, dass wir das Zeug zum Künstler haben, wir müssen dieser Kunst auch Ausdruck verleihen. Wenn wir mütterliche oder väterliche Gefühle entdecken, dann müssen wir sie in unseren Beziehungen zu anderen ausleben. Wenn das geschieht, dann scheint das Leben vollkommen zu sein.

Bei dieser Stufe der Arbeit scheint das Gespräch sehr wichtig. Praktizierende stellen Fragen und machen Äußerungen, die Möglichkeiten eröffnen. Manchmal finde ich es schwierig, keine Vorschläge zu machen, aber es ist wirklich wichtig, das nicht zu tun. Unsere Vorstellungen mögen sich von denen unserer Klienten unterscheiden, und wir wollen ihren Weg nicht beeinflussen, denn sie müssen den Quell ihres Wissens selbst finden und sie müssen Entscheidungen treffen darüber, was sie tun wollen und was sie nicht tun wollen oder was für sie richtig ist. Es dauert manchmal seine Zeit, bis eine Veränderung möglich ist. Aber schon die Bereitschaft, genau hinzuschauen, verändert das Leben.

Was macht die Rosen-Methode so kraftvoll?

Wahrhaftigkeit sich selbst gegenüber zu sein, ist eine Kraft – und diese Kraft ist das zentrale Ziel der Rosen-Methode; uns selbst zu sehen, wie wir wirklich sind. Wir haben niemandem etwas vorzumachen. Die Energie, die wir zum Selbstschutz brauchen, kann nun zum Leben eingesetzt werden. Damit ist auch körperliches Wohlgefühl verbunden. Wenn Klienten wieder in der Lage sind, ihren inneren Raum voll zu nutzen, ihr Zwerchfell auszudehnen und zusammenzuziehen und Beweglichkeit in ihren Körper zu bringen, erkennen sie, wie man den Prozess, der so schädlich für Gesundheit und Wohlergehen ist, wieder verlernen kann. Körperliche Verspannungen sind

Ausdruck unserer emotionalen Haltung. Wenn Menschen verspannt sind, dann halten sie an bestimmten Glaubenssätzen fest. Helfen Praktizierende ihren Klienten, Verspannungen körperlich loszulassen, dann helfen sie ihnen auch, sich ihrer emotionalen Einstellungen bewusst zu werden. Wenn Muskeln verspannt sind, sind die Gelenke in ihrer Beweglichkeit eingeschränkt. Wenn Muskeln lange Zeit verspannt sind, verlieren die Gelenke ihre Funktionsfähigkeit. Schließlich stecken die Klienten regelrecht in der verspannten Haltung ihres Körpers und in den Einstellungen fest, die sie einschränken.

Die Kraft der Rosen-Methode liegt darin, dass sie weit über das Individuum hinausreicht. Immer wieder spüren Menschen das, und es gibt ihrem Leben einen anderen Sinn. Die Auswirkungen dieser Arbeit reichen weit. Deshalb bin ich überzeugt, dass wir etwas Wertvolles anzubieten haben. Mit Freude nehme ich den wachsenden Respekt der Fachwelt für die Rosen-Methode zur Kenntnis.

Die Rosen-Methode im Vergleich zu anderer Körperarbeit

Praktizierende der Rosen-Methode handeln wie Hebammen, indem sie Klienten ermöglichen, das hervorzubringen, was schon immer dagewesen ist. Die Rosen-Methode öffnet die Klienten für ihr Unbewusstes auf dem direkten Weg durch den Körper. Andere Körperarbeiten bleiben auf der körperlichen Ebene. Die Rosen-Methode geht über die körperliche Ebene hinaus zum emotionalen Gehalt. Die Rosen-Methode hilft Klienten, die gefühlte Bedeutung früher emotionaler Verletzungen zu erfahren. Sie kann die Veränderung im Verhalten hervorrufen, die zur Lösung nötig ist. Die Vorgehensweise ist sehr einfach und direkt, und das ist es, was die Rosen-Methode so kraftvoll macht. Ich habe bisher nichts gesehen oder gelesen, das an die Ergebnisse herankommt, die wir mit unserem einfachen Vorgehen haben. Das ist auch die Reaktion unserer Klienten, die andere Methoden ausprobiert haben. Sie haben dort nicht diese Unmittelbarkeit und Kraft gespürt.

Praktizierende bemühen sich, in die Tiefe zu gehen, die Blockaden der Menschen zu erreichen und auf das zu warten, was sich unter der Oberfläche verbirgt. Die Rolle der Praktizierenden dabei ist, im Hintergrund zu bleiben; die Erfahrung der Klienten ist das Zentrum der Arbeit. Praktizierende drängen den Klienten kein Konzept auf. Wir spüren, Klienten können sich nur allein heilen – niemand sonst kann das für sie tun. Klienten schaffen das durch die körperliche Erfahrung und die spirituelle Verbundenheit. Diese Verbundenheit entsteht während der Arbeit am Zwerchfell. Dabei helfen die Praktizierenden den Klienten zwar, die Quelle für die Heilung zu finden, aber die Heilung erfolgt durch die Klienten – nicht durch die Praktizierenden. Deren aktiver Beitrag beschränkt sich darauf, die Heilung zu ermöglichen. Die Hingabe an den Heilungsprozess wird möglich, wenn die Klienten spüren, dass etwas über sie hinausreicht. Das ist der spirituelle Gehalt unserer Arbeit.

Warum Menschen zu Sitzungen der Rosen-Methode kommen

Menschen kommen aus vielerlei Gründen zur Behandlung. Manche hatten Gesprächstherapie und spüren, dass sie in einer Sackgasse stecken und allein durch Gespräche nicht weiterkommen. Ein anderer häufiger Grund sind Schmerzen, oft chronische, die auf keine medizinische Behandlung ansprechen. Oft sind es Schmerzen im unteren und oberen Rückenbereich sowie im Nacken und an den Schultern. Menschen kommen auch wegen Kopfschmerzen und Migräne unterschiedlicher Ausprägung. Manche Klienten sagen auch, sie »stecken fest« in ihrem Leben: Das, was sie tun, gefällt ihnen nicht, sie sind beziehungsunfähig – oder wenn sie Beziehungen haben, dann fehlt ihnen Nähe und Intimität. Im Laufe der Jahre kamen Frauen, die nicht schwanger werden konnten, obwohl es keinen körperlichen Grund dafür gab. Es kamen auch Menschen, die keine Erklärung für ihre Probleme hatten. Die Barrieren in ihrem Leben liegen in ihrem Unbewussten, deshalb können sie nicht verstehen, was schiefläuft.

Wenn sie das während der Behandlung erkennen, haben sie die Möglichkeit, die Beschränkungen zu überwinden.

Rosen-Praktizierende haben das große Privileg, Zeuge zu sein, wenn Menschen ihre innere Leere und ihre Verletzungen überwinden. Ich weiß, dass Menschen, die diesen Prozess erleben, danach imstande sind, andere zu beeinflussen, wie eine kleine Welle in einem Teich Ausgangspunkt für immer neue Ringe ist. Jeder, der berührt wurde, berührt andere – eine wachsende Kraft, die dazu beiträgt, dass unsere Welt besser wird.

Das Kraftvolle an dieser Arbeit ist, dass Praktizierende Menschen berühren. Ich kannte keine wissenschaftlichen Studien über die Wirkung von Berührungen, bis Dr. Kerstin Rynas Moberg aus Schweden ein Buch mit dem Titel »Lugn« (Ruhe) veröffentlichte. Sie fand heraus, dass jedes Mal, wenn wir in nicht-aggressiver Weise berührt werden, ein Hormon namens Oxytocin freigesetzt wird. Es bringt dem Berührten Frieden und Erfüllung. Ich habe mich immer gewundert, warum Menschen so heftig reagieren, wenn jemand sanft die Hände auf sie legt. Ich habe mich immer gewundert, warum Menschen sich entspannen, wenn ich sie berühre, warum der Schutzwall, den sie um sich errichtet haben, bröckelt. Wenn diese Entspannung eintritt, dann haben die Menschen auch Verbindung zu ihren Gefühlen. Manchmal weinen sie, oder sie sprechen über etwas, von dem sie gar nicht wussten, dass es in ihrem Inneren war. Manchmal geben sie etwas preis, über das sie noch nie vorher gesprochen haben. Vielleicht haben sie vor sich selbst ein Geheimnis, vielleicht ist es ihre Liebe, ihre Furcht oder ihr Schmerz, worüber sie nie vorher gesprochen haben – ein Gefühl, das sie überwältigte zu der Zeit, als es entstand.

Durch die Berührung wird eine erstaunliche Menge Oxytocin freigesetzt, und das hat eine wundervolle Wirkung auf Menschen. Wir erleben, wie allmählich eine völlig veränderte Person auftaucht, ein Mensch ohne Barrieren. Wir sehen den wirklichen Menschen. Oft scheint der Prozess emotional sehr schmerzhaft zu sein – aber nur für kurze Zeit. Darauf folgt die Erleichterung, endlich nichts mehr zurückhalten zu müssen, weder Erinnerungen noch Gefühle aus vergangener Zeit. Die Berührungen in der Rosen-Methode sind liebevolle Berührungen – so wie viele Menschen sie im Laufe ihres Lebens erfahren haben und wie sie sie sich wünschen. Andere haben diese Berührungen nie kennengelernt und sehnen sich danach, können sie aber nicht aus eigener Kraft erlangen. Rosen-Praktizierende berühren so, wie Menschen berührt werden möchten, an Stellen, die berührt werden müssen.

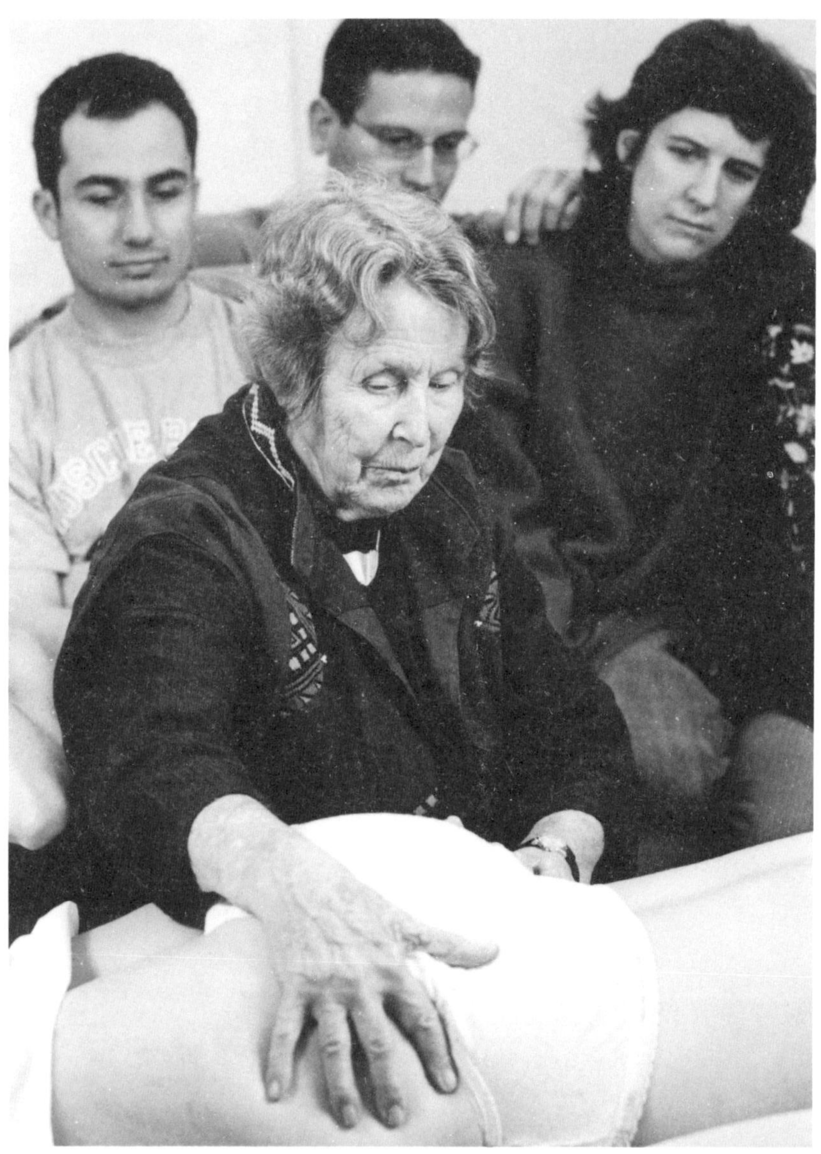

Kapitel 3

Die Entdeckung des verborgenen Juwels: Die hauptsächlichen Komponenten der Rosen-Methode

Die Körperarbeit nach der Rosen-Methode besteht aus Können und Kunst. Wir berühren mit sanfter Hand, gehen in die Tiefe und geben dem Atem Raum. Wir wissen um die Kraft des Einfachen. Jede Behandlung als fortlaufenden Prozess zu gestalten, ist von großer Wichtigkeit. Aber das, worauf es am meisten ankommt, ist die Qualität der Berührung.

Die erste Berührung durch die Praktizierende ist die wichtigste Verbindung zum Klienten, deshalb muss sie sehr direkt sein. Ist die Berührung zögerlich, können wir den Menschen nicht wirklich erreichen. Dieser Kontakt ist nicht immer einfach, denn es kommt vor, dass uns manche Menschen nicht auf Anhieb sympathisch sind, oder sie wirken »perfekt«, so dass wir uns fragen, warum sie zu uns kommen. Trotzdem wissen Praktizierende natürlich, dass die Leute kommen, weil sie leiden, und wir sind da, um mit ihnen herauszufinden, warum sie leiden. Wir wissen, wir können Menschen nicht heilen, aber wir können ihnen helfen, sich selbst zu heilen. Weder die Klienten noch wir ahnen manchmal, wie diese Hilfe aussehen kann. Gerade aus dem Nichtwissen heraus zu beginnen, ist ein schwieriger Teil der Arbeit. Nur ein Teil der Geschichte eines Klienten liegt offen, aber wie sich sein Erleben in tieferen Schichten entwickelt hat, das kann die Praktizierende nicht wissen und der Klient hat es vergessen.

Die Berührung als Weg zur Öffnung

Immer stärker wird uns die Bedeutung von Berührungen bewusst. Sobald wir jemanden berührt haben, verändert sich die Beziehung zu ihm. Sogar eine leichte, gelegentliche Berührung scheint eine Verbindung herzustellen. Die Rosen-Methode beruht auf der Art, wie wir berühren. Ich selbst bin mir meiner Hände sehr bewusst. Ich kann sie jemandem so auflegen, dass er ihre Bedeutung spürt – wie eine Erklärung: »Ich bin bei Ihnen.« Menschen reagieren immer auf meine Berührungen. Manchmal sagen sie: »Es fühlt sich so gut an, wenn Ihre Hand hier liegt.« Viele sind sehr bewegt, andere wiederum zeigen ihr Gefühl nur wenig. Aber es gibt immer eine Antwort, eine Bewegung und eine Bestätigung unter meiner Hand.

Durch die Berührung entsteht ein Bewusstsein in den Körperzellen, das sich dem intellektuellen Wissen nicht erschließt. Ich erfahre das immer und immer wieder. Diskutieren Menschen ihre Probleme ausschließlich über den Verstand, dann ist ihr Erkennen weniger tief, als wenn sie körperlich berührt werden. Berührung scheint wie ein Schwert zu sein, das ein rotes Band zerschneidet – wir gelangen bis zum innersten Kern der Barriere, des Leidens, des Zurückhaltens.

Wenn wir Praktizierenden jemanden berühren, berührt er auch uns – und zwar an einer sehr offenen und verletzlichen Stelle – an unseren weichen Händen. Während der Sitzungen erleben auch wir Gefühle und Einsichten. Oft sieht man zwei leuchtende Gesichter, wenn die Menschen nach dem Ende der Sitzung aus dem Behandlungszimmer kommen. Da kann man manchmal die Praktizierende nicht vom Klienten unterscheiden. Jemanden berühren zu dürfen, ist ein Privileg. Ein Mensch vertraut sich uns an, und wir haben die Möglichkeit, bei diesem Menschen zu sein, wehrlos, offen und empfänglich wie er jetzt ist. Diese Erfahrung nimmt zu – sowohl bei den Praktizierenden wie bei den Klienten. Praktizierende bekommen etwas, während sie geben. Manchmal ist es schwer, sich für eine Sitzung bezahlen zu lassen, denn ich fühle mich üppig belohnt durch die Freude und die Dankbarkeit, die ich spüre, wenn Klienten sich öffnen und ich sehen kann, wie sie sich selbst und ihr Leben ändern.

Präsenz und Akzeptanz

Die Wahrheit zu sagen erfordert Präsenz: Wenn wir die Wahrheit sagen, zeigen wir uns. Wir geben uns, wie wir sind, wir leben genau so, wie wir sind – und sind nicht etwa eine verdünnte Version davon. Erst wenn wir uns nicht mehr verstecken oder unkenntlich machen müssen, kann etwas Wahres erscheinen. Je weniger wir zu verbergen haben, je mehr uns zu zeigen erlaubt ist– um so größer ist der Eindruck, den wir auf andere machen. Ein anderer Faktor ist das Selbstwertgefühl: Wie wir uns mit uns fühlen. Wenn wir damit aufhören, uns ständig selbst zu verdammen, dann erscheint unser wahres Wesen am deutlichsten. Das ist, was ich »Präsenz« nenne.

Manchmal sagen die Leute, sie würden Rosen-Praktizierende erkennen, weil sie deren Präsenz, Aufmerksamkeit, Vorstellungskraft und Weite spüren. Alles zusammen ergibt die umfassende Definition von Präsenz. Es hat nichts mit körperlicher Kraft zu tun, eher mit emotionaler Freiheit. Praktizierende, die ihre Gefühle erkennen und zulassen, können den Klienten ihre volle Aufmerksamkeit schenken. Als Ergebnis davon sind sie fähig, sich selbst und ihre Klienten anzunehmen.

Die meisten Menschen haben niemals diese Form der Berührung erfahren, deshalb kommen sie zur Sitzung. Alles in allem ist es nicht so sehr, was wir mit den Klienten tun, sondern wie wir mit ihnen sind. Eine Sitzung ist wie eine Meditation, ein Nichtstun ganz ohne Konzept, es ist eine Meditation in Bezug auf einen anderen Menschen. Grundvertrauen, Hingabe, Schutzlosigkeit – hier treffen sich Klienten und Praktizierende. Wenn die Klienten sich entspannen, kommt der Atem und füllt ihr Inneres.

Jedes Mal, wenn wir jemanden berühren, entsteht ein Kontakt. Eine Beziehung bildet sich zwischen Praktizierenden und Klienten. Je öfter wir einen Klienten behandeln, um so tiefer wird die Beziehung zu ihm. Je mehr das Vertrauen in einem Klienten wächst, um so tiefer wird sein Atem. Wir schaffen Platz, damit sich eine authentische Stimme bilden kann.

Präsenz bedeutet Stille. Wir öffnen das Innere unserer Hände, um unsere Klienten wirklich zu fühlen, eine Liebkosung, ohne zu liebkosen. Durch unsere Hände kommt die Aussage: »Ich bin hier bei dir, ohne etwas von dir zu wollen. Ich bin bei dir, wer immer du auch bist.« In dieser offenen Berührung liegt das Erkennen des berührten Menschen, und daraus kann Vertrauen wachsen. Das Vertrauen zeigt sich in der Bewegung und Entspannung des Zwerchfells und der Vertiefung des Atems. Das gibt dem Klienten ein Wohlgefühl, Erleichterung und Vertrauen – Vertrauen, das die Klienten sorgsam weggeschlossen hatten, vermutlich für lange Zeit. In dieser Situation sehen Praktizierende einen volleren Atem oder Tränen, oder die Klienten sprechen über Dinge, über die sie noch nie gesprochen haben.

Die Bedeutung der Worte

Die meisten Praktizierenden sind keine Psychotherapeuten, deshalb wenden sie auch keine psychotherapeutischen Techniken an. Es ist nicht unsere Aufgabe, den Klienten zu interpretieren oder ihm Ratschläge zu geben. Im Gegenteil, wir beschränken uns auf Aussagen über das, was wir im Körper sehen, Veränderungen in der Atmung eingeschlossen. Während der Behandlung sprechen die Klienten über Erfahrungen, die sie gemacht haben; die Praktizierenden beobachten den Atem und hören auf die Stimme. Entsteht keine Veränderung im Atem, sagen die Praktizierenden zum Beispiel: »Ihr Körper bestätigt nicht das, was Sie sagen.« Andererseits: Wenn der Körper reagiert, fragt die Praktizierende in dem Moment: »Was geschieht gerade?« oder stellt fest: »Jetzt kommt der Atem«. Das Gespräch hilft den Klienten, zu spüren, was wichtig und wirklich wahr für sie ist. Wir bleiben neutral, um das, was geschieht, nicht zu beeinflussen.

Wir reden mal mehr, mal weniger. Wir berühren Menschen durch unsere Worte. Wir gebrauchen unsere Hände, um zu berühren, und wir gebrauchen unsere Worte und unsere Hände, um Menschen zu berühren. Manchmal sind Worte nötig, um Klienten etwas deutlich zu machen. Wir können z.B. darauf hinweisen, dass Verdrängtes gegen uns arbeitet und auch welcher Raum entsteht, wenn wir unsere Gefühle verstehen und annehmen. Für neue Klienten kann es hilfreich sein, dies von ihren Praktizierenden gesagt zu bekommen – es ist eine Möglichkeit, auf neue Weise in sich selbst zu schauen.

Bei Behandlungsbeginn stellen Praktizierende manchmal ganz allgemeine Fragen. Wir erkundigen uns aber auch gezielt nach bestimmten Umständen wie z.B. Abhängigkeiten, Einnahme von Medikamenten, Krankheiten. Wir fragen auch, ob die Klienten Berührung in ihrem Alltag erfahren. Bei diesem Gespräch achten wir genau darauf, ob der Körper auf das reagiert, was der Klient sagt. Es scheint, dass der Körper das Unbewusste gerade dann enthüllt, wenn das Gespräch sich nicht um schwierige Themen dreht. Praktizierende sammeln Informationen, indem sie darauf achten, wie der Körper sich verhält, während der Klient spricht. Dem Klienten ist gar nicht bewusst, wie viele Hinweise Praktizierende im Verlauf dieses Anfangsdialogs bekommen.

Während der Sitzung erwähnen wir die Funktion derjenigen Körperzonen, in denen Verspannung zu fühlen ist – und was das bedeutet. Zum Beispiel: Die Muskeln im unteren Rücken brauchen wir zur Unterstützung; die Schultern beeinflussen die Bewegung der Arme. Eine Praktizierende arbeitet vielleicht am Rücken, zwischen den Schulterblättern, wo die Verspannung oft die freie Bewegung der Arme behindert. Sie spricht darüber, wie diese Verspannung Ursache dafür ist, dass der Klient nicht weit greifen kann, dabei weiß sie um die Bedeutung der Wortwahl und die Tonlage ihrer Stimme. Praktizierende werden nicht persönlicher oder genauer. Sie sprechen in selbstverständlicher, allgemeiner Art. Manchmal erlaubt gerade das dem Klienten eine zusätzliche Wahrnehmung seiner Gefühle.

So wichtig wie das Gespräch ist, noch wichtiger ist, was wir nicht sagen und wann wir nichts sagen. Wenn die Klienten mit ihren Gefühlen verbunden sind und sich in einem Klärungsprozess befinden, schweigen Praktizierende. Sogar ihre Hände werden still. Werden sie bewegt, dann sehr sanft, dabei wird durch die ganze Hand Kontakt aufgenommen. Das ist die Vorbereitung dafür, dass unerwartete Gefühle an die Oberfläche kommen können. In diesen Momenten verändert sich oft die Farbe im Gesicht der Klienten. Wenn Gefühle aufkommen, wird das Gesicht rosig. Schnelle Bewegungen in den Augen zeigen ebenfalls das Auftauchen von Gefühlen an; den Klienten ist das meist gar nicht bewusst. Praktizierende sind dann manchmal in Versuchung, etwas zu sagen, aber es scheint für die Menschen besser zu sein, wenn wir schweigen, sobald in ihnen Gefühle entstehen.

Praktizierende wissen, dass Körper nicht lügen können. Wir glauben grundsätzlich, dass die verschiedenen Teile des Körpers in ihren Proportionen zusammenpassen. Ist ein Körperteil nicht in der richtigen Proportion, dann verbirgt sich vermutlich ein emotionales Problem dahinter. Wir sagen dann, dass dieser oder jener Bereich stärker zu sein scheint als der restliche Körper. Wir sprechen mit sanfter Stimme – ohne Anzeichen von Wertung. Praktizierende reden dann über die möglichen Gründe von Disproportionen, sie erwähnen z.B., dass Menschen mit betont starken Hüften vielleicht als Kinder geschlagen wurden oder als Heranwachsende besonders mühsam ihren eigenen Standpunkt finden mussten, den sie immer noch verteidigen – auch als Erwachsene. Manchmal nicken Klienten leicht, oder ihr Atem geht schneller. Es gibt dann keinen Grund, weiterzuforschen. Allein, indem man etwas erwähnt und es von der Körper-Reaktion bestätigt wird, öffnet sich die Chance für den Heilungsprozess. Die Klienten haben jetzt die Möglichkeit, sich zu erinnern und in Kontakt zu kommen mit ihren unterdrückten Gefühlen. Diese Gefühle tauchen auf, wenn die Klienten dafür bereit sind, sie werden in keiner Weise be- oder gedrängt. Das gehört zu unseren »Sicherheitsregeln«, niemals weiter zu gehen als unsere Klienten es uns zu diesem Zeitpunkt gewähren. Der Respekt, den wir unseren Klienten entgegenbringen, macht es ihnen möglich, uns den Weg zu zeigen, der zu ihren zurückgehaltenen Gefühlen führt.

Direkte Fragen werden im allgemeinen nicht gestellt. Klienten sprechen vielleicht zu Anfang über viele andere Dinge, die schwer für sie waren im Laufe ihres Lebens – und nicht über ihre ganz persönlichen Verletzungen. Sie scheinen oft viel Zeit zu brauchen, bevor sie es wagen, mehr von den wirklich schmerzhaften Erfahrungen zu offenbaren. Es bedarf großen Vertrauens, einen anderen Menschen an diesen Erfahrungen teilhaben zu lassen – Praktizierende müssen warten, bis dieses Vertrauen aufgebaut ist. Was Klienten dann mitteilen, ist oft unerwartet. Erwartet man gar nichts, scheinen Klienten am meisten mitzuteilen.

Am Ende einer Sitzung sprechen Praktizierende in einem sehr selbstverständlichen Ton das an, womit die Klienten im Laufe der Behandlung in Berührung gekommen sind. Das stellt einen Bezug her, so dass Klienten nicht verwirrt und ahnungslos bleiben. Praktizierende erkennen an, was Klienten erfahren haben. Sie sind Zeugen und schätzen die Wahrheit der Klienten.

Sprechen wir mit einem Freund und erzählen ihm von unseren tiefsten Gefühlen und Erfahrungen, denken wir später vielleicht: »Ich wünschte, ich hätte ihm das nicht gesagt.« Das scheint nach einer Behandlung mit der Rosen-Methode jedoch niemals so zu sein. Die Menschen fühlen sich erleichtert. Sie haben ihre Erfahrungen mit der Praktizierenden geteilt und keine Enthüllungen gemacht. Klienten sind sich auch sicher, dass ihre Geheimnisse oder Erfahrungen vertraulich bleiben. Das gibt Sicherheit – und diese Sicherheit ist ein sehr wichtiger Faktor für Klienten, wenn sie es wagen, über ihre inneren Wahrheiten und Geheimnisse zu sprechen. Im Laufe der Zeit versichern Praktizierende ihren Klienten immer mal wieder, dass der Inhalt ihrer Sitzungen vertraulich ist. Auch wenn Klienten schon darum wissen, fühlen sie sich durch diese Mitteilung erneut bestätigt.

Fallbeispiel: Die Wahrheit sagen

Ein Mann kam zu mir. Er hatte Krebs im Endstadium. Sein Arzt hatte ihn geschickt, weil er starke Nackenschmerzen hatte. Durch Beobachtung wusste ich, dass die Muskeln um den Hals herum gebraucht werden, um Weinen und Reden zu unterdrücken. Als ich an der Nackenmuskulatur des Mannes arbeitete, wurde sie weicher, und er begann, über sein Leben zu sprechen. Er redete über seine Arbeit, seine Freundin, Tochter und Eltern und auch über manches, was er bereute. Wann immer er in den folgenden Sitzungen über ein Problem oder ein Bedauern sprach, versuchte er, es anschließend im Alltag zu klären, indem er mit dem Menschen, den es betraf, sprach. In den drei Wochen meiner Behandlung krempelte er sein Leben völlig um.

Er war Psychologe und sagte, er hätte sich sehr gewünscht, vor seiner Erkrankung von der Rosen-Methode erfahren zu haben. Er erkannte, dass er nur sagen konnte, was ihm wirklich wichtig war, wenn ich ihn berührte. Ich berührte sanft seinen Arm und seinen Brustkorb, und während ich das tat, konnte er über seine Beziehungen zu den Menschen in seiner Familie sprechen – und sie später ändern. Er brauchte den körperlichen Kontakt, um sich ausdrücken zu können. Als er wenige Tage danach starb, hatte er mit jedem Menschen in seinem Leben Frieden geschlossen. Er hatte seiner Freundin gesagt, wie sehr er sie geliebt und wieviel sie ihm bedeutet hatte, und er hatte ihr geraten, so schnell wir möglich jemand anderen zu finden, so dass ihre Liebe nicht verlorenginge. Seiner Tochter hatte er gesagt, dass seine Kritik an ihr sie nicht hatte verletzen, sondern ihr hatte helfen sollen – und sie verstand das. Er hatte seinen Kollegen gesagt, wie sehr er sie geschätzt hatte. Alle diese Menschen kamen später zur Behandlung zu mir, und auf diese Weise erfuhr ich, was geschehen war. Sie alle fühlten, er habe ihnen ein Geschenk gemacht, indem er anerkannt hatte, was sie ihm bedeutet hatten. Der Klient starb nach einer sehr beglückenden Behandlung. Ich fühle seine Dankbarkeit immer noch in mir. Wenn ich an ihn denke, bin ich nicht traurig über seinen Tod. Er hat sein Leben in außerordentlicher Weise erfüllt.

Transformation, das Unbewusste lebendig werden lassen

Als Ergebnis größerer Achtsamkeit beginnen die Klienten, ihr Leben im Alltag zu verändern. Sie fangen an zu bemerken, wie sie atmen und wie sie sich zurückziehen. Mit alten Verhaltensmustern zu brechen, ist schwierig. Eine neue Haltung zu leben, braucht sehr viel Wachsamkeit. Klienten müssen sich immer und immer wieder darüber klar werden, dass die alten Muster nicht mehr nötig sind. Allmählich lernen sie, die Haltung anzunehmen, die ihrem neuen Gewahrsein entspricht. Das ist ein langsamer, aber sehr nützlicher Prozess, durch den Klienten verstehen, wie viel sie zu ihrer Befreiung beitragen können. Sie sind nicht mehr Opfer, sondern sie tragen Verantwortung. Jetzt können sie sehen, wie die ihr Leben erstickenden

Einstellungen entstanden sind. Kamen sie durch ein plötzliches Trauma oder im Laufe der Zeit? Ein Beispiel für Ersteres kann eine Operation oder der Tod eines Elternteils sein. Ein Beispiel für Letzteres ist, sich über lange Zeit des Heranwachsens ungeliebt gefühlt zu haben, der Kritik ausgesetzt gewesen zu sein, keine Anerkennung gefunden zu haben oder unbeachtet geblieben zu sein. Beide Arten des Schmerzes haben großen Einfluss auf die körperliche und mentale Gesundheit des Menschen.

Unser Verstand ist raffiniert, während der Körper die emotionale Wahrheit ausdrückt. Der Körper zeigt die Einstellung eines Menschen. Wenn sich unsere Einstellung ändert, ändert sich unser Körper. Er hilft uns, unsere Einstellungen wahrzunehmen und mit ihnen in Kontakt zu kommen. Durch ihn können wir die uns einengenden Lebensmuster erkennen und auflösen. Entspannung ist das Tor zu unserer Achtsamkeit, während Verspannungen uns in unseren festgefahrenen Mustern verharren lassen.

Die Geschichten eines Menschen zeigen sich in der Art seiner Körperhaltung. Die verspannten Muskeln, die wir mit den Augen erkennen und mit den Händen fühlen können, offenbaren, wie und wo die Menschen sich halten. Diese gehaltenen, verspannten Bereiche kann der Atem nicht erreichen. Wenn Praktizierende an diesen körperlichen Verspannungen arbeiten, achten sie auf Veränderung des Atems und des körperlichen Ausdrucks – dies ist der Weg, die Behandlung zu vertiefen, dabei ist jede Gefühlsäußerung und jeder Kommentar des Klienten von großer Bedeutung.

Die Rosen-Methode ist der kürzeste Weg, das Unbewusste zu erreichen. Dies geschieht, wenn die Menschen in einen Zustand tiefer Entspannung kommen. Diese tiefe Entspannung ist der direkteste Weg, Gefühlen und Erinnerungen den Weg vom Unbewussten zum Bewussten zu ermöglichen. Bewegungen des Zwerchfells und des Atems scheinen das Unbewusste zu erreichen, aber wie das genau passiert, weiß ich nicht. Ich weiß nur, dass es so ist. Was passiert, wenn wir die Verbindung zum Unbewussten herstellen? Menschen kommen in Kontakt mit Gefühlen, die sie jahrelang unterdrückt haben, da sie zum Zeitpunkt ihrer Entstehung nicht mit ihnen umgehen konnten.

Menschen lassen Erinnerungen und Erfahrungen auferstehen oder finden eine Verbindung zu Erinnerungen an etwas, das sie kaum noch ahnten und nie mit ihren Gefühlen in Zusammenhang gebracht haben. Ein verlorenes Stück ihres Lebens wird wiedergefunden. Was meistens auftaucht, sind schwierige oder erschreckende Erfahrungen. Warum ist es wichtig, mit diesen vergrabenen Gefühlen wieder in Kontakt zu kommen? Ist es nicht besser, diese Gefühle begraben zu lassen? Die Antwort ist definitiv Nein! Wenn Gefühle, hervorgerufen durch belastende Erfahrungen, immerzu unterdrückt werden, arbeiten Menschen hart daran, diese Gefühle nicht wieder hochkommen zu lassen. Doch oft tauchen diese Gefühle gerade dann wieder auf, wenn der Mensch am wenigsten mit ihnen zurechtkommen kann. Es ist wie ein totes Gewicht in uns, das uns am vollen Ausdruck unserer Persönlichkeit hindert. Wenn diese Gefühle und Erinnerungen in einem geschützten Raum (wie z.B. bei einer Rosen-Behandlung) auftauchen, können Menschen sie in einem relativ kurzen Zeitraum verarbeiten. Danach spüren sie große Erleichterung, so als ob ein schweres Gewicht von ihnen genommen worden wäre. Die unterdrückten Erfahrungen, die Barrieren in ihrem Leben bildeten, wurden abgebaut. Wenn einmal etwas bewusst geworden ist, kann es nicht wieder ins Unbewusste abgleiten, aber man kann es loslassen, so dass es das Leben des Menschen nicht mehr beeinflusst. Das bringt eine Wandlung hervor, nicht nur eine vorübergehende Veränderung. Andere Aspekte des Selbst können sich entfalten, wenn der Druck genommen wird.

Wie beeinflusst dieser Prozess das Leben der Menschen? Sie fühlen sich, als sei in ihren nahen Beziehungen eine Wand eingerissen oder ein Schleier gehoben worden. Sie haben jetzt die Möglichkeit, mit ihrer ganzen Persönlichkeit auf andere Menschen zuzugehen. In der Praxis kann das so aussehen, dass Menschen verbindliche Beziehungen eingehen, dass sie sich verloben, heiraten oder schwanger werden – kurz und gut: Sie finden neue Wege, sich anderen Menschen gegenüber zu öffnen. Es scheint auch die Möglichkeiten zum Arbeiten und freien Denken zu erweitern, was das Vorwärtskommen in der beruflichen Laufbahn fördert. Sie können etwas verändern bei dem, was sie tun, so dass sie zufriedener werden in ihrem Beruf. Vor allem haben sie veränderte Gefühle sich selbst und ihrem Leben gegenüber: Vertrauen, Akzeptanz und Lebensfreude – um nur einige zu nennen.

Manchmal finden tiefe Einsichten in einer einzigen Sitzung statt, manchmal geht es langsamer, Schritt für Schritt, immer eine kleine weitere Öffnung. Manche dieser Menschen, Studierende oder Klienten, machen diese Arbeit für ihr eigenes Wachstum, andere kommen, weil sie Schmerzen haben oder in ihrem Leben festgefahren sind. Sie suchen etwas Neues und wissen nicht, was es ist. Es ist nicht wirklich wichtig, welche Ziele sie haben, denn wir behandeln sie nicht nach ihren Vorsätzen. Wir behandeln sie wie Menschen, die nicht in Berührung sind mit ihren vollen Fähigkeiten. Sie haben ihr »Juwel« verborgen, und oftmals finden sie es durch diese Arbeit wieder. Das ist, was wir ihre Wahrheit nennen, ihr Dasein, ihr Selbst – alles, was sie in die Lage versetzt, ein Leben voll vielfältiger Möglichkeiten zu führen.

Fallstudie: Transformation

Eine übergewichtige Frau, die gleichgültig wirkte und schwer erkennen ließ, wer sie wirklich war, kam in meinen Ausbildungskurs. Sie war nicht sehr mitteilsam, und sie bewegte sich wenig; ich bemerkte sie kaum, nahm sie nur als eine übergewichtige Frau wahr. In einer Behandlung, die ich ihr gab, sprach sie davon, als Kind sexuell missbraucht worden zu sein. Sie war verheiratet und hatte Kinder, aber es gab keine Freude in ihrem Leben. Nach einer Demonstration im Kurs, bei der mehrere Studierende Zeuge waren, brauchte sie ihre Scham nicht länger zu verbergen. Ihre Geschichte war ans Licht gekommen, und sie wurde dennoch von den anderen Kursteilnehmern akzeptiert. Am nächsten Abend waren wir zu einer Party eingeladen. Sie erschien in einem neuen goldenen Kleid, das sie sich an diesem Tag gekauft hatte, und ihre Augen leuchteten. Als die Musik begann, forderte sie einen Mann aus der Gruppe zum Tanz auf. Sie tanzte wunderschön. Alle waren begeistert, sie auf diese Weise zu erleben und applaudierten. Sie tanzte lange. Als sie aufhörte, kam sie zu mir und sagte: »Ich werde das mit mir nach Hause nehmen. Ich werde mir nie wieder gestatten, so zu sein wie früher. Ich werde meinem Mann sagen, dass ich mit ihm tanzen will. Ich will mit ihm ausgehen, ich möchte mit ihm zusammen Freude am Leben haben.«

Fallstudie: Angst

Menschen scheinen oft erst dann ihre Angst empfinden zu können, wenn sie vorher andere Gefühle wie z.B. Trauer loslassen konnten. Ein großer Teil der Angst scheint im Zwerchfell zu sitzen und ist dort nicht so leicht erreichbar wie die Trauer. Wenn das Zwerchfell beginnt, sich zu entspannen, dann erst spüren die Klienten die Angst und möglicherweise deren Ursache.

Als ich 24 Jahre alt war, lebte ich bei einer Frau, die sehr ängstlich war und nicht alleinsein konnte. An einem Abend wollte ich gern tanzen gehen, aber sie hatte eine Angstattacke. Ich begann, an ihrem Zwerchfell zu arbeiten, und nach einer Weile wurde es weich und entspannte sich. Sie begann, normal zu atmen und sagte mir: »Ich bin nicht mehr ängstlich. Du kannst tanzen gehen.« – Und ich ging ganz glücklich los. Ich war so überrascht, dass so etwas geschehen konnte. Ich meine damit nicht, dass sie nie mehr im Leben ängstlich war, aber ihre Angstattacken nahmen ab. Oft zeigen sich Angst und Furcht, wenn ich am Zwerchfell eines Menschen arbeite. Sie finden Zugang zu der Ursache, durch die sich ihr Zwerchfell verspannt – oft ist das Angst. Wenn sie auftaucht, ist es wichtig, so lange am Zwerchfell weiterzuarbeiten, bis es sich entspannt. Die Menschen spüren, dass nicht die Behandlung die Ursache ihrer Angst ist. Es ist wichtig, ihnen zu sagen, dass sie jetzt ihren unterdrückten Angstgefühlen erlauben, sich zu zeigen.

Die innere Liebe entdecken

Lange glaubte ich, nur Ärger, Trauer, Freude und Angst seien die Gefühle, die in uns sind. Aber eines Tages erfuhr ich, dass wir auch eine Liebe in uns tragen, die wir vielleicht nie zuvor gefühlt haben. Das geschieht, wenn wir unseren Leib ganz entspannen. Warum ist das Gefühl so tief im Körper begraben? Ich denke, es ist das kostbarste Gefühl, das wir haben, und wir sind so verwundbar in unserer Liebe, dass wir sie am meisten schützen. Ich höre viele Geschichten von Menschen, die all ihre Gefühle in ihre Familien investierten und doch verletzt und zurückgestoßen wurden. Schließlich haben sie Angst, ihre Liebe zu zeigen, und verstecken sie so tief wie möglich. Es scheint das letzte Gefühl zu sein, dem sie gestatten, aufzutauchen – und das geschieht nur, wenn sich sowohl das Zwerchfell wie auch der Bauchraum vollständig entspannen können. Vertrauen muss sich zuerst entwickeln, danach die Hingabe, damit das Zwerchfell seine volle Beweglichkeit hat. Wenn das geschieht, zeigt sich Liebe. Diese Liebe ist nicht gekoppelt an ein bestimmtes Objekt oder eine Erfahrung. Es ist vielmehr die angeborene Liebe der Menschen, die hier zum Vorschein kommt. Die Menschen sind voller Liebe, unabhängig davon, was in ihrem Leben geschehen ist – aber das ist ihnen nicht bewusst. Finden Menschen Zugang zu dieser Liebe, dann betreten sie ein völlig neues Terrain, und ihre Liebe wirkt sich auf ihre Familien und andere Menschen in ihrem Umfeld aus. Es ist eine schwer fassbare Erfahrung, von der wir wissen, dass sie da ist, die wir aber nicht benennen können. Manche nennen es »Gott«. Jeder erfährt es auf seine eigene Weise, ohne dass er etwas dazu tun muss. Die Beziehungen der Menschen verändern sich zu Hause, am Arbeitsplatz, in der Gemeinschaft, und das wiederum beeinflusst alles und jeden in ihrem Umfeld.

Ich war überrascht, als ich meine erste Gruppe von zehn Leuten unterrichtete. Das waren keine besonders spirituellen Menschen; manche waren Atheisten, andere praktizierten ihre Religion nicht. Am Ende des Trainings fragte ich sie, was es ihnen gebracht habe. Sie alle sagten: »Ich habe Gott gefunden«, und damit meinten sie etwas, das größer war als sie. Ich hatte das gar nicht erwartet, aber nun, nach 25 Jahren, kann ich es verstehen. Es hat lange gedauert, bis es sich in mir so vertiefte und verfestigte, dass ich endlich den roten Faden sehen konnte, der durch den ganzen Prozess läuft – vom Körperlichen zum Emotionalen zum Spirituellen.

Das war sehr aufregend für mich. Was genau ist es, was im Körper passiert und diesen Wandel in Menschen hervorbringt? Jeder weiß, da ist etwas jenseits von ihm, auch wenn er das leugnet. Das zu negieren und nicht zuzulassen, erfordert ein hohes Maß an Festhalten im Körper.

Erst wenn das Zwerchfell frei schwingt und die anderen Organe richtig arbeiten, kann das Spirituelle einkehren. Beides - der Körper und der Geist - vereinen sich, wenn die Körperfunktionen natürlich und leicht sind. Das Heilen passiert, wenn Körper und Geist sich in Hingabe, Offenheit und Vertrauen verbinden. Dies ist ein Stadium der Gnade für beide - Praktizierende und Klienten. Es mag sich seltsam oder unwahr anhören, aber das ist der Grund dafür, warum viele Leute Ehrfurcht oder Scheu vor diesem Prozess haben.

Fallstudie: Spiritualität

Ein Mann mit Nackenschmerzen und Schulterproblemen kam zu mir. Nach der zweiten Sitzung schluchzte er, stand aber nicht zu seinen Tränen. Seine Nackenschmerzen besserten sich, und obwohl er weiter zu Behandlungen kam, schienen sie seine Seele nicht zu erreichen. Irgendetwas fehlte, obwohl sein Leben sich veränderte. Als er zum letzten Mal kam, begann er wieder zu schluchzen und sich in Verbindung mit etwas Größerem und mit seiner Liebe zu fühlen. Diese spirituelle Komponente hatte zuvor gefehlt. Aus der letzten Sitzung ging ein erfüllter Mann. In drei Jahren Arbeit verwandelte er sich - langsam im Laufe der Zeit - in einen neuen Menschen. Aus einem strengen, beherrschten, kalten Menschen wurde ein froher, interessierter und lebendiger Mann.

Kapitel 4

Die Rosen-Methode in der Praxis: Ein Überblick

Körperlesen

Obwohl Praktizierende der Rosen-Methode ihren Klienten ohne Wertung begegnen, so mache ich mir doch am Anfang ein Bild von ihnen. Ich sehe, wie die Leute gekleidet sind, wie sie erscheinen und wie sie sich geben. Ich habe Ideen entwickelt, die ich einsetze, um zu lesen, was die Körper der Menschen ausdrücken. Die folgenden Kapitel geben dazu Einzelheiten und Beispiele.

Rosen-Praktizierende achten darauf, wie Menschen sich bewegen, sie schauen auf den Körper, wie die einzelnen Körperteile zueinanderpassen und ob sie in der richtigen Proportion zueinander stehen. Sie achten auf die Körperform und auf Diskrepanzen. Ist ein Teil auffallend groß oder tritt er stärker hervor? Wohin geht der Atem im Körper und wohin geht er nicht? (Kapitel 5 und 6) Es ist für Praktizierende genau so wichtig, zu schauen wie zu fühlen.

Wenn Praktizierende sich ein Bild gemacht haben, lassen sie ihre Hände über den Körper gleiten, um Verspannungen zu fühlen und um die ganze Botschaft zu spüren, die der Körper mitteilt. Sie lauschen auf den Klang der Stimme der Klienten, wenn sie z. B. fragen: »Was führt Sie zu mir?« oder »Was erwarten Sie, was ich für Sie tun kann?« Rosen-Praktizierende wissen, dass Klienten auf die Frage, was sie herführt, die Wahrheit nicht wirklich kennen, denn was sie zu uns führt, liegt im Unbewussten. Am Anfang können Klienten nur in seltenen Fällen den echten Grund ihres Kommens nennen.

Zu diesem Zeitpunkt gibt der Körper mehr Informationen als das, was die Leute sagen. Praktizierende können sehen, wo die Klienten

»Haltung« bewahren und sich keine Bewegung erlauben. Sie können andere Bereiche sehen, die überbeansprucht sind. Sie können an den Armen der Klienten sehen, wo sie sich zurückhalten und wo sie sich übermäßig anstrengen. Sie sehen in Schultern und Nacken, wo sie sich verbergen und wo sie frei sind. Praktizierende beobachten, ob die Hüften der Klienten kräftig genug sind, um den Körper zu stützen oder ob Leute hart arbeiten müssen, um sich im Leben zu behaupten.

Wenn die Hüften sehr ausgeprägt sind, ist der ganze Bereich in der Regel verspannt. Oft hat die Hüftregion wenig Spannkraft und fühlt sich schlaff an, denn die Muskeln werden nicht genutzt. Deshalb kann sich hier auch leichter Fett ansammeln.

Der mittlere Teil des Rückens ist der Bereich, in dem sich unsere Gefühle anderen Menschen gegenüber befinden. Wir arbeiten nicht sofort am Herzbereich, sondern arbeiten vielleicht zunächst an den Schulterblättern, um herauszufinden, ob sie beweglich sind. Das Schulterblatt hat Verbindung zu Arm, Körper und Hals; wenn es sich nicht bewegt, dann sind viele Bereiche in uns nicht lebendig und nicht im vollen Umfang nutzbar.

Danach kann die Arbeit sich ein wenig mehr dem Herzen nähern. Oft scheint es einen Zusammenhang zu geben zwischen Herzschmerzen und der Angst, jemandem wirklich nahezukommen. Frühe Erfahrungen und alte Verletzungen im Körper können zurückgehalten sein; sie machen es unmöglich, sich einem anderen Menschen gegenüber zu öffnen. Praktizierende können die Klienten fragen, ob sie diesen Schutz jetzt noch brauchen. Darauf antworten sie vielleicht mit Nein, sagen aber auch, dass es jemanden gibt, den sie lieben, es ihm aber nicht zeigen können. An diesem Punkt können wir das Gespräch nutzen, um zu sagen, dass Zurückhalten hinter dem Herzen von Enttäuschungen herrührt und vom Sich-Verschließen, um nicht wieder verletzt zu werden. Wenn das auf ihr gegenwärtiges Leben nicht zutrifft und sie gern mehr Nähe zu jemandem hätten, den sie lieben, dann ist das nur möglich, wenn sie dieses Verhaltensmuster erkennen. Wir können auch die Verspannung zwischen den

Schulterblättern erwähnen und wie uns das hindert, frei nach dem zu greifen und das zu tun, was wir uns wünschen. Praktizierende achten auf den Atem und auch darauf, was ihre Hände fühlen. Weil dieser Bereich des Rückens und der Schulterblätter nicht gepolstert ist, können wir direkt einwirken und mit diesem Teil des Körpers in Dialog treten. Die Atmung spricht, auch wenn der Klient schweigt, und offenbart, wann es erlaubt ist, dort zu sein und wann nicht.

Die Muskeln erzählen – je nach ihrer Funktion – verschiedene Geschichten. Zum Beispiel weist der große Gesäßmuskel (M. glutaeus maximus) darauf hin, welche Standfestigkeit wir im Leben haben. Die inneren Beckenmuskeln sind Schutzmuskeln. Sie halten die Beine zusammen, um die Genitalien zu schützen. Wenn diese Muskeln sehr verspannt sind und der Bereich unbeweglich ist, kann es z.B. sein, dass dem eine sexuelle Belästigung zugrundeliegt. Wenn das zutrifft, arbeiten wir dort nicht als erstes, denn die Menschen müssen erst ein Grundvertrauen aufbauen können. Wenn die Außenseiten der Hüften angespannt sind, können wir sehen, dass die Klienten große Anstrengungen unternehmen, um zu gefallen. Sie wollen – manchmal immer noch – »gute Mädchen oder Jungen« sein.

Angst liegt im Bereich des Zwerchfells und zeigt sich als Härte im mittleren Rücken. Auf der Vorderseite wirkt der untere Teil des Brustkorbs oft eng und verspannt, das Zwerchfell-Dreieck ist selten sichtbar. Dem Zwerchfell wird nicht erlaubt, sich ganz zu entspannen, und zwischen den Schulterblättern und im Oberkörper ist keine oder wenig Atembewegung sichtbar. Wenn der Reaching-out-Bereich verspannt und das Herz geschützt ist, dann sehen wir meist Stille im Körper, eine Un-Lebendigkeit. Das ist ein Zeichen dafür, dass die Menschen viel Enttäuschung und Schmerz erfahren haben. Meist haben die Menschen hier keine physischen Schmerzen. Wenn die Verspannung jedoch beginnt, sich zu lösen, wird der verborgene Schmerz auch physisch spürbar. Angespannt zu sein, ist für viele Leute ein natürliches Gefühl. Erst wenn sie beginnen, sich zu entspannen, spüren sie den Schmerz, den sie bisher unterdrückt haben.

Berühren mit Wissbegier, Empathie und Liebe

Wenn wir mit Menschen arbeiten, fallen alle Bewertungen weg. Wir arbeiten von einem Ort des »Nicht-Wissens«. Manchmal haben wir keine Ahnung, was wir mit den Menschen tun sollen, die zu uns gekommen sind – und dann beginnt die Neugier. Zuerst entsteht das Wissenwollen, dann Zuneigung, Liebe und Empathie. Menschen, die uns erlauben, sie zu berühren, legen ihre Seelen bloß und vertrauen uns. Dabei ist es unerheblich, wer sie sind oder was sie sind. Die bloße Tatsache, dass sie sich von uns berühren lassen, ist eine Ehre für uns – und das fühlen sie. Sehr bald sagen sie vielleicht: »Ich vertraue Ihnen.« Das liegt an der tiefen Verbindung, die zwischen Klienten und Praktizierenden entsteht. Von da an ist die Arbeit sehr einfach. Wir arbeiten an den verspannten Bereichen. Wir sprechen eventuell mit den Klienten und achten auf ihre Atmung, während sie sprechen, um zu sehen, ob sich an bestimmten Stellen der Atem vertieft. Das offenbart wichtige Bereiche.

Die Information, gesammelt aus dem »Lesen« des Körpers, wird in einem inneren »Computer« gespeichert. Wenn Praktizierende arbeiten, geschieht normalerweise etwas in ihrem Inneren: Wir werden aufgeregt, interessiert, verbunden. Wir wollen gar nicht, dass unbedingt etwas passiert; aber wir finden die Empathie und die Geduld, die den Menschen hilft, sich zu zeigen, wir erlauben und erleichtern ihnen, das zu zeigen, was in ihnen aufsteigen will. Ein großer Teil davon geschieht schon in der ersten Sitzung mit neuen Klienten, wenn sie noch nicht wissen, was passieren wird und ihr Verstand sich nicht einmischt – übrigens auch nicht der der Praktizierenden. Später kann das schwieriger werden. Was immer in den Menschen aufsteigt, ist neu für sie und natürlich auch für die Praktizierende. Sie haben die Erfahrung zwar gemacht, aber das damit verbundene Gefühl vergessen. Oder es ist etwas ganz Neues, was sie total verdrängt hatten. Wir fragen die Klienten selten, ob sie wiederkommen wollen. Sie fragen meistens selbst danach, und wir sagen Ja. Wenn sie fragen, ob sie wiederkommen sollen, können Praktizierende antworten, dass sie erst einmal warten sollen, ob und was passiert. Das gibt ihnen Zeit, das, was sie erfahren haben, zu verarbeiten und danach zu entscheiden, ob es von Bedeutung für sie ist und ob sie mehr darüber wissen wollen. Aber der Wunsch, wiederzukommen, muss von ihnen ausgehen – und das gilt für alle Sitzungen. Die Klienten sind für ihre Heilung selbst verantwortlich und Praktizierende sind lediglich die Geburtshelfer dabei.

Für Praktizierende ist es das beste, jede Sitzung als Neubeginn zu sehen, denn wenn Klienten wiederkommen, werden sie neue Erfahrungen machen. Manchmal sprechen Klienten dann über die letzte Sitzung, und dann können wir sie z. B. fragen: »Was ist seitdem geschehen?« Wir können ihnen helfen, das, was sie bemerkt haben, richtig einzuordnen. Da kann es sein, dass sie in der letzten Woche besonders gut geschlafen haben, dass sie sich plötzlich wie aufgerieben fühlten, dass sie jede Menge Energie hatten, dass sie und ihre Partner netter zueinander waren, dass sie ihre Mutter angerufen haben, mit der sie lange keinen Kontakt hatten, dass sie ihre Kinder nicht angebrüllt haben. Diese Antworten ermöglichen eine weitere Frage: »Was hat sich in Ihnen verändert?« Während Praktizierende diese Fragen stellen, erkunden sie den Körper mit ihren Händen und beobachten die Atmung, um herauszufinden, ob das, was gesagt wird, wahr ist oder ob es nur in der Vorstellung existiert. Ihre Körper zu berühren, erlaubt es uns zu sehen, ob sich in den Bereichen, an denen wir das letzte Mal gearbeitet haben, etwas verändert hat. Praktizierende erklären auch, dass sie keine Antworten auf diese Fragen erwarten, denn wir fragen nur, um den Prozess der Aufmerksamkeit zu fördern. Hier müssen Klienten den größten Schritt tun: Etwas zu verändern, wenn sie erkennen, dass manches, was sie getan haben, die Ursache für ihre Schwierigkeiten sein kann. Zum Beispiel kann eine Frau sagen, ihr Mann sei an ihr nicht interessiert. Dann muss sie möglicherweise einsehen, dass sie selbst niemals Interesse an ihm gezeigt hat und er überhaupt nicht weiß, ob sie ihn mag. Jetzt hat sie die Wahl, ihre Zuneigung zu zeigen oder nicht. Das eben ist es, was so wichtig ist: Was macht der Klient mit dieser Einsicht?

Manchmal berichten Klienten von wichtigen Erfahrungen in ihrem Leben, aber ihre Atmung verändert sich nicht. Dann wissen wir, dass dies nicht der Grund ist, der sie in die Sitzung brachte. Wir lassen den Atem die Wahrheit sagen. Alle Gespräche, die Praktizierende führen, dienen dazu, vom Körper selbst zu erfahren, was wichtig ist. Ich weiß, dass die Bereiche der Verspannungen im Unbewussten liegen, dort, wo Menschen das Wissen über ihre Gefühle und Erfahrungen begraben haben. Wenn wir an diesem Punkt eine Frage stellen, lautet die Antwort oft: »Ich weiß nicht.« Es braucht Zeit, bis Muskeln sich entspannen und Gefühle auftauchen.

In der Rosen-Methode wollen wir das Unbewusste der Klienten erreichen, indem wir ihnen helfen, ihren Schutzpanzer abzulegen. Alles, was wir dabei tun können, ist, den Menschen mehr oder weniger beizustehen in diesem Prozess, denn wir wissen nicht, was sich hinter dem Schutzwall befindet. Das Unbewusste des Klienten weiß es. Hilfreich ist, kein Konzept zu haben, sondern abzuwarten, wie sich der Prozess in seinem eigenen Tempo entwickelt. Wenn Menschen den Kontakt zu ihren Gefühlen oder Erinnerungen bekommen, dann stellen Praktizierende keine Fragen. Ich fragte früher: »Was ist passiert?«, aber ich frage das nicht mehr. Ich versuche an dieser Stelle, mich so wenig wie möglich einzumischen. Denn in dem Moment, in dem ich eine Frage stelle, muss sich der Verstand damit beschäftigen, und ich will nicht, dass das geschieht. Schließlich will ich herausfinden, welche Erinnerungen und Gefühle ein Klient unterdrückt oder in sich begräbt, und ich möchte wissen, was schmerzlich ist, aber ich kann warten.

Das Unbewusste der meisten Menschen enthält viele unterdrückte Gefühle oder Erinnerungen, aber eine neue Erfahrung in einer Sitzung ist genug. Rosen-Praktizierende geben den Menschen Zeit, mit dem zurechtzukommen, was sie gefunden haben, und wenn sie die Erfahrung durchlebt haben, wird auch ihre Atmung gleichmäßig. Wir wissen dann, dass sie gerade eine Stelle in sich berührt haben, die sehr wichtig für sie ist. Am Ende sprechen wir vielleicht ein wenig darüber oder wir belassen es bei der Erfahrung – so wie sie ist. Klienten spüren, dass wir sie »erkannt« haben, und das bedeutet viel für sie. Ich weiß aus Erfahrung, dass – wenn immer Klienten sich gestatten, unsere Berührung auf sich wirken zu lassen – irgendetwas in ihrem Leben sich verändert. Mit neuen Klienten vereinbare ich nicht im Voraus viele Termine. Ich möchte, dass Klienten sich selbst verpflichtet fühlen und nicht mir. Das ist das Umfeld, auf dem sie sich in ihrer Entwicklung weiterbewegen können. Dann, nach der nächsten Sitzung, frage ich sie, was geschehen ist. Oft ist das Anfangsproblem dann schon gelöst und nicht mehr aktuell. Es handelt sich immer um dieselben Menschen in verschiedenen Stadien, daher ist jede Sitzung anders. Rosen-Praktizierende beginnen jede Sitzung ohne Konzept und ohne Voreingenommenheit, die aus vorhergehenden Sitzungen stammen könnte.

Wenn ein Klient in einer Sitzung durch schwierige Erfahrungen geht, dann lassen wir unsere Hände da, wo sie waren, als das Problem sich zeigte. Wir versuchen, durch unsere Berührung zu vermitteln, dass wir dem Menschen nahe sind, und er fühlt das. Wir versuchen nicht, den Klienten vom Weinen abzuhalten, wenn wir spüren, dass er in Kontakt zu seiner Wahrheit ist. Wir spüren das an der Atmung und der Art des Weinens. Meist dauert das Weinen nicht lange, selbst dann nicht, wenn es tiefes Schluchzen ist. Der Klient scheint sich durch sein Gefühl hindurchzubewegen, und danach entsteht eine große Erleichterung.

Wir greifen beim Weinen nur ein, wenn wir fühlen, dass es den Klienten überwältigt. Geschieht das, stoppen wir den Prozess, indem wir ihn bitten, sich aufzusetzen. Wir unterbrechen auch, wenn wir spüren, dass sie über etwas weinen (ihre Geschichte) und nicht über die Wahrheit, die ihnen in diesem Augenblick bewusst wird. Noch mal: Sehen kann man das an der Atmung, hören an dem Klang des Weinens. Es ist deutlich, wenn der Körper das Weinen nicht unterstützt. Ist die Erfahrung authentisch, dann hören wir ein Weinen, das tief aus dem Inneren des Körpers kommt und nicht einfach nur aus der Kehle. Mit diesem tiefen Ton kommt eine starke Atmung, die den ganzen Körper durchströmt. Die Stimmlage kann sich bei Frauen von einem hohen Sopran bis zu einem Alt verändern, bei Männern von einem quakigen Tenor zu einem tiefen Bass. Nach einer solchen Veränderung bleibt die Atmung tief, und wir erleben einen Körper, der lebendig ist. Wir wissen, wenn ein Körper so reagiert, kann Heilung stattfinden. Der Körper arbeitet am besten, wenn das Zwerchfell frei schwingt. Ein anderer Faktor, der im Heilungsprozess wichtig zu sein scheint, ist, dass der Klient eine Verbindung zu etwas Größerem als sich selbst fühlt. Die Menschen sagen dann, sie fühlen Frieden oder Hingabe ihrer Seele an das Universum oder an Gott.

Arbeiten mit Gefühlen und Erinnerungen aus Kindheitsverletzungen

Gesehen und berührt zu werden, achtsamer zu werden und Verbindung zu etwas Größerem zu spüren, all das kann Kindheitsverletzungen, Gefühle und Erinnerungen freigeben, die viele Menschen unterdrückt haben, weil sie damit in der Vergangenheit nicht umgehen konnten. Einige der einschneidenden Erlebnisse in der Kindheit, die immer und immer wieder auftauchen, sind Umzüge in eine fremde Gegend, die Geburt eines Geschwisterkindes oder der Verlust eines Elternteils durch Tod oder Scheidung.

Wenn Kinder ihre gewohnte Umgebung verlassen und in eine fremde Gegend ziehen müssen – selbst, wenn es dort besser ist – dann müssen sie ihre Freunde zurücklassen und sind fremd an einem Ort, an dem die anderen Kinder bereits Freundschaft geschlossen haben. Sie sind die Außenseiter, die Neulinge. Dieses Gefühl des Nicht-Dazugehörens begleitet Menschen oft ein Leben lang. Wir bemerken das, wenn jemand in unsere Ausbildungsgruppe kommt und darüber klagt, dass da so viele Menschen sind. Dabei ist es völlig egal, ob es 60 oder 8 sind, für sie sind es einfach zu viele Menschen, wie sie sagen, zu viele Fremde. Wenn wir sie fragen, wie sie sich fühlen, antworten sie z.B., sie fühlen sich wie das neue Kind im Viertel. Daran zu arbeiten, gibt ihrem Leben eine neue Möglichkeit: Fremde können zu Freunden werden, manchmal sogar zu sehr engen Freunden. So lange sie diese Gefühle nicht bearbeitet haben, werden sie sich immer als Außenseiter betrachten, ganz gleich, wie viel Aufmerksamkeit man ihnen gibt. Ich frage sie manchmal, mit wie vielen Menschen sie sich denn wohlfühlen würden, und sie antworten: mit einem. Das bedeutet: ein persönlicher Freund. Die Erfahrung, mit einer ganzen Gruppe verbunden zu sein, verändert dieses Gefühl.

Teil einer Gruppe zu sein, verändert ihre Einstellung und ist eine neue Erfahrung. Hinterher sagen sie häufig, sie hätten es überhaupt nicht für möglich gehalten, so enge Freunde werden zu können in so kurzer Zeit. Das gegenseitige Berühren in den Ausbildungskursen und die Geschichten anderer zu hören, macht es möglich, sich für andere Menschen zu öffnen und dafür Zuneigung zu geben und zurückzuerhalten.

Was die Gefühle bei der Ankunft eines neuen Geschwisterkindes betrifft – so hängt es sehr davon ab, wie Eltern damit umgehen. Wenn sie der neuen Situation nicht gerechtwerden können, wachsen Menschen heran, die sich immer als Zweitbeste empfinden. Sie fühlen sich niemals als die Besten oder Wichtigsten und zeigen das in ihrer Haltung den Geschwistern gegenüber. Körperlich sieht es aus, als hätten sie sich aufgegeben: ein Gefühl, gegen das sie nichts tun können, Hoffnungslosigkeit, Zusammenfall des vorderen Brustkorbs. Es gibt Familien, in denen Geschwister sich sehr nahestehen, und andere, in denen sie eifersüchtig sind und niemals miteinander auskommen. Schutzwälle können entstehen, wenn die Eltern nicht erkennen, dass sich das ältere Kind ausgeschlossen fühlt. Ihre ganze Aufmerksamkeit richtet sich auf das neue Baby, und das ältere Kind darf nicht Teil dieses Ereignisses sein. Eltern sollten sich bewusst sein, wie es sich anfühlt, klein zu sein und entthront zu werden und nicht mehr Prinz oder Prinzessin zu sein.

Der Verlust eines Elternteils ist eines der einschneidendsten Erlebnisse. Niemand kann Mutter oder Vater wirklich ersetzen, selbst dann nicht, wenn die Stiefeltern die besten Absichten haben. In den Menschen bleibt immer die Sehnsucht nach ihren wirklichen Eltern, und diese Sehnsucht kann in Rosen-Sitzungen auftauchen. Praktizierende können dabei helfen, dass Klienten sich dieses Gefühl gestatten und es anerkennen und es nicht verleugnen oder im Inneren beiseiteschieben, um bloß niemandem wehzutun oder dem Stiefelternteil gegenüber nicht loyal zu sein.

Wir fanden in unseren Behandlungen heraus, dass sich sehr oft Kummer zeigt, der lange vergessen schien oder mit dem man irgendwie zurechtgekommen war. Im ersten Fall, wenn also Menschen ihr

Leid lange vergessen oder unterdrückt haben, erinnern sie sich nicht mehr, warum sie ihre Gefühle unterdrücken. Im zweiten Fall, wenn Menschen sich intellektuell mit schmerzlichen Erfahrungen auseinandersetzen, wissen sie vielleicht, was geschehen ist, aber sie haben das Gefühl vergessen, das damit verbunden war. Gefühle lösen sich jedoch erst, wenn wir in der Lage sind, sie wieder völlig zu fühlen – wie es bei Behandlungen der Rosen-Methode geschehen kann.

Fallstudie: Kindheitsverletzung (1)

Zwei erwachsene Frauen hatten ähnliche Erfahrungen gemacht. Die Väter beider Frauen starben, als sie sieben Jahre alt waren. Die eine war sehr unternehmungslustig und offen. Die andere grübelte und tat sich schwer damit, Freunde zu finden und über sich selbst zu sprechen. Jetzt sprach sie über die Geschichte vom Sterben ihres Vaters mit uns, und viele Gefühle kamen zum Vorschein. Ihre Mutter war durch eine sehr bittere Scheidung gegangen. Als sie hörte, dass der Vater gestorben war, sagte sie nur: »Gott sei Dank sind wir ihn los! Er hat nie zu etwas getaugt.« Diese Klientin hatte nie über ihren Vater und ihren Kummer sprechen können, den sie 30 Jahre danach immer noch fühlte. Sie hatte eine Therapie gemacht, dieses Problem aber war dabei nie zur Sprache gekommen.

Die andere Frau hatte einen Vater, der zu Hause gelebt hatte. Ihre Mutter hatte ihn geliebt und trauerte sehr bei seinem Tod. Die ganze Familie versammelte sich bei seinem Begräbnis und sprach davon, was für ein wunderbarer Mann er gewesen war und wie sehr sie ihn vermissten. Das erlaubte ihr, um ihn zu trauern und über ihre Liebe zu ihm zu sprechen und darüber, wie sehr er ihr fehlte. Diese Frau hatte eine warme, zugewandte Persönlichkeit. Sie war sehr glücklich und froh, und das Leben gestaltete sich für sie viel leichter. Für mich war es immer ein Wunder, das die beiden Frauen in dieselbe Trainingsgruppe gebracht hatte. Sie konnten sich gegenseitig sehr stützen. Die glückliche Frau konnte die Tiefe des Leids empfinden, das sie unter ihrer Lebensfreude und Leichtigkeit verborgen hatte, während die grübelnde Frau lernte, dass es nach all der Trauer Freude gab.

Wenn Praktizierende mit Menschen arbeiten und diese sich entspannen, dann verschwindet allmählich deren Schutzschicht. Wir sehen Klienten dann eher so, wie sie wirklich sind. Oft zeigt sich bei einer Behandlung ein Ausdruck, der sie viel jünger wirken lässt, so dass andere Studierende, die die Demonstration beobachten, sie in diesem jüngeren Alter erleben. Wir fragen die Klienten dann vielleicht: »Was geschah in Ihrem Leben, als Sie in diesem Alter waren?« In den meisten Fällen ist es ein Ereignis, das großen Einfluss auf ihr Leben hatte. Manchmal ist es die Geburt eines Geschwisters, der Verlust eines Elternteils oder ein Umzug. Manchmal ist ihnen Übles passiert, Missbrauch zum Beispiel, ein Überfall oder Unfall. Nennen Klienten dieses Alter, dann ist da anfangs nicht viel Emotion, aber je länger sie sprechen, um so mehr Gefühle zeigen sich. Manchmal können wir das betreffende Alter nicht genau erkennen, die Klienten korrigieren uns dann. Selbst wenn man diesem Alter nur schätzungsweise nahekommt, reicht das, damit die Klienten Kontakt aufnehmen können zu manchen ihrer Gefühle und Erinnerungen.

Rosen-Praktizierende achten genau darauf, wann Klienten eines dieser drei Ereignisse erwähnen, und bemerken, in welchem Moment die Atmung sich verändert und die Muskulatur nachgibt. In unserer Arbeit geht es um das Zurückhalten und darum, dieses wieder ins Bewusstsein der Klienten zu bringen. Manchmal empfehlen wir unseren Klienten, Sitzungen bei einem Psychotherapeuten zu nehmen. Das kann notwendig werden, wenn sie sich z.B. in einer schweren Krisensituation befinden, für die eine verbale Aufarbeitung ratsam ist.

Fallstudie: Kindheitsverletzung (2)

Eine Klientin berichtete, dass ihre Mutter fortging, als sie vier Jahre alt war. Ein Taxi kam und nahm sie mit. Die Klientin war erstarrt vor Angst, zurückgelassen zu werden. Sie war in den Zwanzigern, als sie zu mir kam, und noch immer erstarrt. Ich fragte sie, ob ihre Mutter jemals wiedergekommen sei, und sie antwortete: »Ja, sie kam nach 20 Minuten zurück.« Scheinbar konnte das nicht den Schock lösen, den sie bei dem bloßen Gedanken an die Möglichkeit hatte, dass ihre Mutter für immer weg wäre. Als sie das verstand, konnte sie sich entspannen und ihre Angst loslassen.

Manchmal sieht ein Kind etwas Beängstigendes im Fernsehen, und niemand erklärt ihm, dass es nicht real ist. Für ein Kind ist es aber die Realität. Diese Art von Trauma zu erkennen, ist schwer, denn der Verstand des Erwachsenen sagt: »Das war ja gar nicht wahr!«, und dennoch bleibt im Körper das Gefühl, dass es wirklich passiert ist. Es braucht lange, bis Klienten sich sicher sein können, dieses schreckliche Erlebnis geschieht nicht jetzt. Wenn sie immer und immer wieder Sicherheit spüren, bildet sich Vertrauen. Wir arbeiten mit dem Zwerchfell sowohl vom Rücken aus als auch von der Vorderseite des Körpers. Wir arbeiten mit dem Unterbauch und oberhalb des Zwerchfells am Brustkorb, so haben die Klienten die Möglichkeit, mehr und mehr loszulassen. Es erfordert viel Geduld sowohl von Praktizierenden als auch von Klienten, weiterzumachen, so lange, bis das Zwerchfell eines Tages nachgibt. Danach, selbst wenn die Angst wieder erscheint, wissen sie, es gibt eine Chance, die Angst wieder loszulassen.

Kapitel 5

Sehen, wie Menschen in ihren Körpern wohnen

Körper sind so beschaffen, dass sie mit dem kleinstmöglichen Aufwand optimal funktionieren. Bei unserer Geburt ist unsere Wirbelsäule gerade und trägt unseren Kopf. Später richten wir uns auf, um zu gehen, und unsere Beine stützen das Becken. Das Becken wiederum stützt den oberen Teil unseres Körpers, die Arme eingeschlossen, und dieser Teil kann die notwendigen Bewegungen ausführen, die wir in unserem Leben brauchen. Die Arme sind mit den Schulterblättern verbunden, die Schulterblätter durch Muskeln mit dem Rumpf. Wenn Menschen fürs »Körperlesen« vor uns stehen, sagen wir, was uns auffällt und richten unsere Aufmerksamkeit darauf. Die unstimmigen Bereiche sind aus festgehaltener Verspannung entstanden, stören meist die ungehinderte Bewegung der Arme und Beine – und verändern die Atmung.

Es ist leicht zu sehen, ob es sich um eine Verspannung handelt, die die freie Bewegung der Beine stört, oder um eine Verspannung, die die Arme behindert. Eine Einschränkung der Beinbeweglichkeit kann eine Verspannung in den Gesäßmuskeln (Mm. glutaei) sein, im M. tensor fasciae latae und/oder im M. iliopsoas: Diese Muskeln tragen unter normalen Bedingungen zur Bewegung der Beine bei. Ist der untere Teil des Körpers verspannt, können Menschen nicht frei ausschreiten. Sie bleiben lieber stehen als nach vorn zu gehen. Bei den Armen schauen wir auf die Verspannung der Muskeln vom Schulterblatt zum Nacken, vom Schulterblatt zum Brustkorb und zwischen Schulterblättern und Wirbelsäule. Bei all diesen Verspannungen ist immer die Frage: »Warum ist das so? Was ist die Ursache dafür?«

Meist zeigt sich, dass ein Ereignis aus frühen Jahren des Klienten seinen Körper auf diese Weise geformt hat. Während wir an diesen Muskeln arbeiten, können Menschen in Kontakt mit traumatischen Erinnerungen kommen, z. B. sexuellem oder körperlichem Missbrauch, oder auch, dass sie zum Saubersein erzogen wurden, bevor ihre Muskulatur dazu in der Lage war. Oder sie erinnern sich daran, dass sie sich als Kind immer angestrengt haben, ihren Eltern zu gefallen. Stehen Menschen vor uns, und wir haben keine anderen Informationen als das, was wir in ihrer Körperhaltung sehen, so haben wir dennoch eine Idee davon, welche »Geschichte« sich hinter dieser individuellen Körperhaltung verbirgt.

Das »Körperlesen« dauert nicht lange. Wir üben diese Fertigkeit. Jeder schaut dann einen anderen an und sagt, was für einen Ausdruck er in dem Körper wahrnimmt. Anfangs gibt es ein großes Zögern, wenn es darum geht, die Testperson zu sein, aber wenn erst einmal ein oder zwei Menschen »gelesen« worden sind, wollen alle an die Reihe kommen. Sie möchten erleben, was passiert, wenn sie ihre eigenen Möglichkeiten in diesem einfachen Prozess entdecken. Wenn sich eine Veränderung abzeichnet, ist die Anerkennung dafür eine große Bestärkung für denjenigen, der es gewagt hat, sich »lesen« zu lassen.

Eine Person steht in Unterkleidung vor der Gruppe und dreht sich, so dass jeder sie aus allen Richtungen sehen kann. Wir schauen zuerst auf das Becken, denn es ist das Fundament, das den Oberkörper stützt. Dann prüfen wir die Position des Oberkörpers, kontrollieren, ob der Mensch nach hinten oder nach vorne geneigt ist oder ob er direkt über seinem Becken steht. Wir sehen uns dann die Schultern und den oberen Brustkorb an. Ist der Brustkorb offen oder verschlossen? Wichtig ist auch, wie die Person geht – schreitet sie richtig aus? Berührt sie nur flüchtig den Boden? Oder nimmt sie nur kleine Schritte? Unser Blick geht dann zu den Armen, um zu sehen, ob sie frei schwingen, wenn der Mensch sich durch das Zimmer bewegt. Wir nehmen auch wahr, ob der Atem zurückgehalten oder nur zum Teil hereingelassen wird. Alle diese Informationen sammeln wir durch Beobachtung – wir schauen und lesen, wie dieser Mensch in sich wohnt.

Brooklyn-Brust

Diese Haltung zeigt einen großen Brustkorb, Schultern zurück, Schulterblätter zusammengezogen und der ganze Rumpf befindet sich hinter dem Becken. Menschen, die sich so halten, stolzieren eher und geben sich so scheinbar das Aussehen von Entschlossenheit und Selbstvertrauen. Berühren wir diese Menschen, finden wir, dass die Muskeln um Brustkorb, Nacken und Rücken sehr festgehalten sind, so dass der Körper sie für die Bewegungen nicht nutzen kann. Ein Muskel muss sich zusammenziehen und entspannen können, um Kraft zu haben. Ein angespannter Muskel kann nichts weiter tun als angespannt sein. Die zurückgezogenen Schulterblätter behindern auch das freie Schwingen der Arme. Der Atem geht nicht durch die Brust.

Wenn Rosen-Praktizierende auf Menschen mit dieser Körperhaltung treffen, dann arbeiten sie viel am Zwerchfell und zwischen den Schulterblättern an den Mm. rhomboidei. Die Mm. transversus thoracis sind wahrscheinlich sehr angespannt, denn alles, was mit Gefühlen zusammenhängt, ist bei ihnen verschlossen, sie wollen ja eine straffe Haltung zeigen. Oft sind die Arme angespannt. Wir arbeiten an ihnen und an den Schulterblättern und richten unser Augenmerk besonders auf die Atmung. Wir beobachten, wie sie sich im Brustkorb ausbreitet und ob sie ihn von innen heraus beweglich macht.

Menschen mit einer sogenannten Brooklyn-Brust haben einen engen Brustkorb. Mit einem weiten Brustkorb würden sie sich zu verletzlich und schutzlos fühlen. Ich nenne diese Haltung Brooklyn-Brust, denn manche dieser Leute haben mir erzählt, sie hätten in schwierigen, gefährlichen Gegenden gelebt. Sie mussten vorgeben, stark zu sein, um nicht angegriffen zu werden, doch die ganze Zeit über fürchteten sie sich innerlich zu Tode.

Entspannen sie sich in einer Rosen-Sitzung, dann tauchen die Erinnerungen an diese Erlebnisse wieder auf, wie sie sich z.B. auf dem Schulweg fürchteten oder davor, auf die Straße zu gehen. Sie sind vielleicht aufgewachsen mit der Vorstellung, immer etwas darstellen zu müssen, und haben versucht, auf diesem Weg Sicherheit

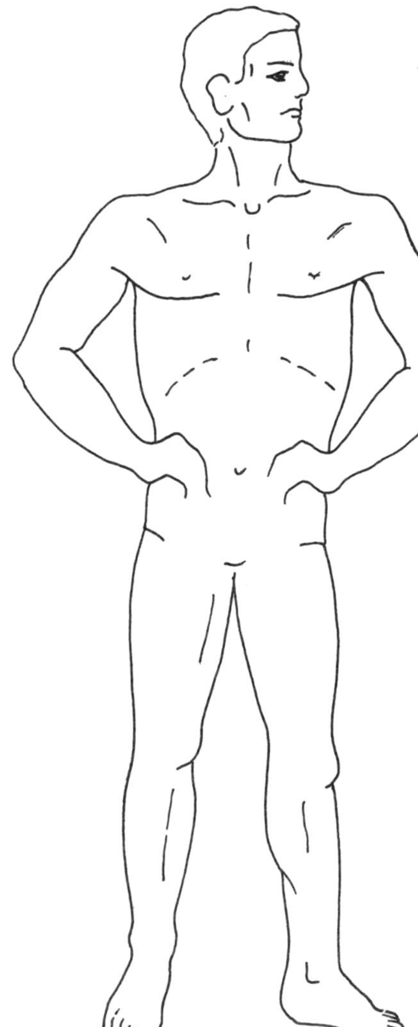

Bild 1

Brooklyn-Brust
Dies beschreibt jemanden, der sehr ängstlich ist, doch vorgibt, stark zu sein. Als ich in Brooklyn war, beobachtete ich, dass das Leben dort für Kinder schwierig sein kann; sie müssen stark erscheinen, um auf der Straße nicht angegriffen oder verletzt zu werden. Sie versuchen das, indem sie ihre Brust herausstrecken. Um die Brust herauszustrecken, muss man die Schultern zurückziehen und die Wirbelsäule anspannen. Die Wirbelsäule ist etwas nach hinten gebogen und das Zwerchfell ist nach innen gezogen. Oft findet man ein Loch dort, wo das Zwerchfell nach innen gezogen ist.

Die Arbeit mit den Händen: *Ich beginne am Rücken zwischen den Schulterblättern und der Gegend des Zwerchfells, weil die Menschen die Wirbelsäule nach innen ziehen. Dann arbeite ich vorne an den Mm. pectorales und dem Zwerchfell. Viel Furcht wird im Zwerchfell gehalten.*

zu finden, aber es ist nicht gelungen. Menschen mit dieser Körperhaltung klagen häufig über Schmerzen in der Brust oder im Nacken. Auf der gefühlsmäßigen Ebene haben sie oft Schwierigkeiten damit, Nähe in Partnerschaften zuzulassen. Der ganze Körper ist in Verteidigungshaltung. Sie zeigen sich von einer Seite, die nicht ihrer inneren Wahrheit entspricht. Sie können in Berufen oder Lebenssituationen sein, die Sicherheit bieten, aber auch das scheint eine Entspannung nicht möglich zu machen. Meist dauert es lange, bevor sich diese Klienten ihre Angst eingestehen, so dass sie sich nicht mehr verstellen müssen. Mit diesen Menschen sprechen Rosen-Praktizierende vielleicht darüber, was ihre Körperhaltung zeigt und warum sie sich in ihrem Leben so verhalten mussten. Wir können sie fragen, wie es für sie war, erwachsen zu werden. Wenn sie sich mitteilen, kann die Atmung zurück in ihren Körper kommen. Sie können langsam und vorsichtig etwas von dem Panzer loswerden, wenn das Vertrauen wächst. Und sie können auch ihr inneres Vertrauen wiederfinden, selbst angesichts einer Bedrohung – egal ob real oder erinnert. Der Schmerz kann gut verarbeitet werden, das Vertrauen braucht länger. Aber es ist ein gewinnbringender Versuch, denn die Klienten mit dieser Körperhaltung lernen mehr Achtsamkeit, sie scheinen aufzublühen und meist tauchen sehr sensible Menschen aus diesen verhärteten Körpern auf.

Fallstudie: Brooklyn-Brust

1982 war ich eingeladen, am Axelsons Gymnastika Institute in Schweden zu unterrichten. Der Kurs ging schon eine Weile, als plötzlich Hans Axelson, der Leiter des Instituts, hereinstürmte. Er hatte jemanden weinen gehört. Als er eintrat, hatte derjenige bereits aufgehört zu weinen, fühlte sich gut und lächelte. Hans war verwirrt und blieb für den Rest des Kurses im Raum – sieben Stunden täglich, sieben Tage lang. Am fünften Tag arbeitete ich mit Hans, und er begann zu weinen, schwer zu atmen und rief nach seiner Mutter. Er erinnerte sich daran, wie sein Vater ihm das Schwimmen beigebracht hatte. Der Vater tauchte ihn unter, und er hatte Angst zu ertrinken. Er schluchzte eine Weile, dann stand er auf, sagte, er fühle sich sehr gut und sein

Brustkorb fühle sich geweitet an. Er konnte tiefer atmen. Am Ende des Kurses kam eine Frau, die bei Hans Axelson sieben Jahre lang gelernt hatte, zu ihm und sagte: »Ich habe niemals gewagt, Sie anzusprechen, aber nun möchte ich Sie gern in den Arm nehmen.« Das war das erste, was Hans nach der Behandlung erlebte. Im darauf folgenden Jahr verdoppelte sich die Zahl der Kursteilnehmer in seinem Institut. Das war um so beachtlicher, als in der 20-jährigen Geschichte des Instituts die Zahl der Anmeldungen immer konstant gewesen war.

Als ich gebeten wurde, wiederzukommen und zu unterrichten, belegte auch Hans den Kurs. Er erinnerte sich, dass er in der Schule niemals hatte singen dürfen. Ich arbeitete an seinem Zwerchfell, an den »Deckel-Muskeln«, die die Gefühle verschlossen halten, und an der Verbindung zwischen Hals und Schultern (Mm. scaleni und M. omohyoideus). Als er jung war, hatte ihm sein Lehrer erklärt, er sänge falsch, und deshalb musste er in der Ecke sitzen, während die anderen sangen. Zunächst passierte nicht viel mit Hans, aber später – unter der Dusche – fing er an zu singen. Mehr und mehr Lieder stiegen in ihm auf, und er weinte stundenlang. Später merkte er, dass er eine kräftige Stimme hatte und sehr wohl singen konnte. Ihm wurde auch klar, wie oft er in seinem Leben das fünfte Rad am Wagen gewesen war. Von da an wurde er »sichtbarer«, nicht nur in seinem Institut, sondern auch in der Öffentlichkeit. Er begann, Vorträge zu halten, und viele Organisationen suchten seinen Rat. Die Größe seines Instituts verdoppelte sich jedes Jahr. Heute ist es 45-mal so groß wie damals, als Hans seine erste Sitzung bekommen hatte.

Hans veränderte sich: Aus einem sehr reservierten und stillen Mann wurde eine warme Persönlichkeit, die offen war für Kontakte zu anderen Menschen. Das wirkte sich stark auf sein Leben aus. Er schuf Ausbildungsmöglichkeiten für die Rosen-Methode in ganz Skandinavien – und jetzt haben seine Schulen mehr Praktizierende ausgebildet als je in den USA ausgebildet wurden. Er hat das ganz allein durch seine persönliche Erfahrung geschafft. Bemerkenswert ist bei Hans, dass er durch seine gewachsene physische wie emotionale Achtsamkeit jetzt, 18 Jahre später, sein volles Potential leben kann, von dem er nicht einmal wusste, dass er es hatte.

Die Trotzhaltung

Eine andere Haltung, die Rosen-Praktizierende oft sehen, nenne ich die »Trotzhaltung«. Das Gesäß ist nach hinten verschoben, steht nicht wirklich unter dem Rumpf und kann ihn also nicht stützen: Eine Kontraktion des M. iliopsoas verkürzt die Verbindung zwischen Beinen und Rücken. Die Beine werden zum Becken gezogen, statt frei zu schwingen. Diese Haltung scheint zu entstehen, wenn Kinder sehr viel gescholten werden. Die Kinder wölben die Brust ein, rebellieren aber gleichzeitig: »Ich werd's dir zeigen!« – und das zeigt sich am Gesäß. Natürlich ist diese Einstellung im Erwachsenenalter nicht mehr notwendig, aber die Körperhaltung ist geblieben. Oft kommen die Klienten mit Schmerzen im unteren Rückenbereich, gegen die keine andere Behandlung geholfen hat. Zeigen wir dem Klienten durch Berührung, wie das Becken richtig unter ihm stehen sollte, so dass es den Oberkörper stützt, können die Schmerzen vergehen. Es ist erstaunlich, wie viele Menschen an dieser Form des Rückenschmerzes leiden.

Aber es geht nicht nur um Schmerzen. Menschen bekommen ein besseres Empfinden von sich selbst, wenn sie das Gefühl erfahren, unterstützt zu werden. Oft verändert sich dann die Trotzhaltung und verschwindet sogar. Klienten beginnen, sich gut zu fühlen. Der Oberkörper kann sich aufrichten, statt nach vorn zu kippen. Das Brustbein und der Brustkorb können sich aufrichten, daraus resultieren ein anderes Aussehen und ein anderes Körpergefühl. Anstatt dass der Kopf vorwärtsgeneigt ist, wird er nun gerade auf der Wirbelsäule gehalten. Der Druck auf das Zwerchfell lässt nach, und der Atem kann ungehindert in den Körper strömen. Oft weinen Menschen, wenn sie spüren, wer sie wirklich sind. Geschieht das, dann macht es ihnen auch nichts mehr aus, angeschaut zu werden. Es ist erstaunlich, wie schön die meisten Menschen aussehen, wenn sie durch die Rosen-Methode ihre Haltung gefunden haben. Sie sagen: »So will ich bleiben«, was sie aber nicht können, denn es ist nicht möglich, so auf die Schnelle eine gute Haltung anzunehmen, man muss sie immer wieder neu finden. Das heißt, wir müssen uns immer wieder daran erinnern, bis es eine selbstverständliche Gewohnheit wird und wir uns trauen,

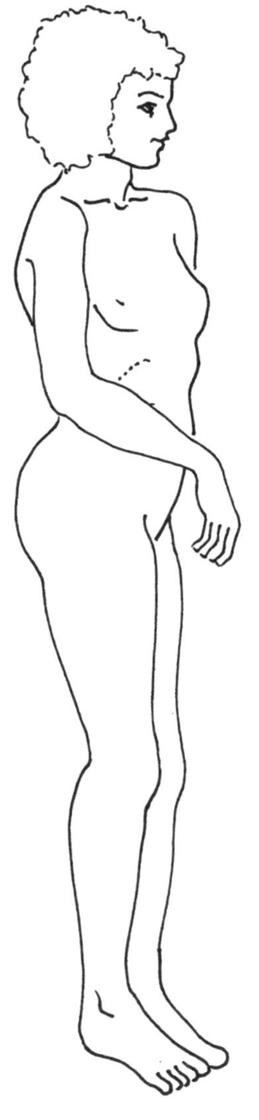

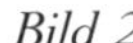

Bild 2

Trotzhaltung

Gewöhnlich ist der M. iliopsoas sehr fest und verspannt, so dass die Hüften leicht gebeugt sind und das Gesäß nach hinten geschoben wird. Auf diese Weise kann man den oberen Teil des Körpers nicht wirklich gut unterstützen. Außerdem ruht das Gewicht des oberen Körpers auf der Lendenwirbelsäule statt auf dem Becken, was sehr oft Rückenschmerzen verursacht, da der Lendenbereich nicht dafür konstruiert ist, eine so große Last zu tragen. Der obere Teil des Körpers ist manchmal zusammengefallen, wie bei einem Kind, das von den Eltern gescholten wird und vorgibt, zerknirscht zu sein, während das Gesäß trotzig sagt »Ich will es euch zeigen«.

Die Arbeit mit den Händen: *Zuerst geht eine Hand zum Hüftgelenk, wo der M. iliopsoas am Bein befestigt ist. Dann gehe ich dahin, woher der M. iliopsoas kommt – in den Lendenbereich. Manchmal arbeite ich auch am M. quadriceps oben an den Beinen, da auch diese Muskeln Trotz ausdrücken.*

uns zu zeigen. Wenn ich Klienten nach Jahren wiedertreffe, dann zeigen sie immer noch das, was sie beim »Körperlesen« in sich selbst fanden. In unseren Ausbildungskursen sagen viele Menschen, das sei ihre eindrucksvollste Erfahrung gewesen: Erkenntnis und Akzeptanz dessen, was sie wirklich sind. Und sie haben den Wunsch, das zum Leben zu erwecken.

Der Oberkörper verändert sich ebenfalls, wenn die »Trotzhaltung« erkannt wurde. Anstatt dass die Schultern nach vorn gehen und die Brust nach innen gezogen wird, kann sich der Brustkorb nun weiten. Diese Erweiterung erlaubt es, innerste Gefühle zu zeigen, statt sie zu verstecken. Die Schultern sinken, der Kopf wird gerader gehalten und kann sich besser bewegen. Die Klienten können sich leichter und mit mehr Kraft umschauen. Wer seine Gefühle nicht verbirgt, entwickelt eine bessere Beziehung zu anderen Menschen. Die Schulterblätter bewegen sich frei, das heißt, man kann andere Menschen erreichen und das tun, was man will: Umarmen oder wegschieben. Mit frei beweglichen Armen finden Menschen auch zu ihrer Kreativität. Sie sagen: »Ich fühle mich so leicht und voller Freude«, wenn sie nicht mehr in ihrer alten Haltung stecken, nicht mehr nur in eine Richtung schauen, nicht mehr mit ihrer Schutzhaltung durchs Leben gehen.

Die depressive Haltung

Bild 3 zeigt, wie eine Depression aussieht: Brustkorb nach innen, eingedrückt, Arme nach vorn. Das Herz wird geschützt, und gerade weil das Herz so eingeengt wird, kann eine Depression entstehen. Ein Mensch, dessen Herz offen ist, neigt nicht zu Depressionen. Werden bestimmte Muskeln angespannt, um das Herz vor schmerzlichen Gefühlen zu schützen, dann verliert der Mensch auch das Gefühl der Verbindung zu anderen, und das führt in vielen Fällen zu depressiver Verstimmung. Wir arbeiten an den Muskeln um das Herz herum auf der Vorderseite und auf dem Rücken, am Zwerchfell und am M. erector spinae hinter dem Herzen. Wenn Leute auf dem Rücken liegen, konzentrieren wir uns auf die Mm. transversus thoracis, das sind sehr kleine Muskeln, die zwischen den Rippen am Brustbein

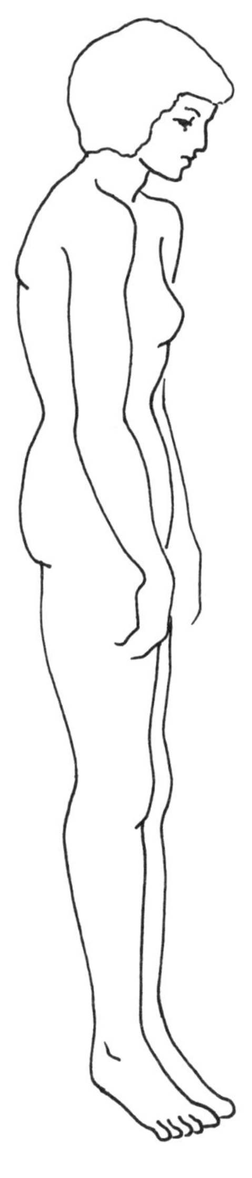

Bild 3

Depressiv

Die Brust ist nach innen gewölbt. Die Arme gehen nach vorne. Der Kopf ist leicht nach vorne geneigt. Das Herz ist geschützt. Der obere Körper ist eingefallen, hier ist wenig Atem zu sehen.

Die Arbeit mit den Händen: *Zuerst arbeite ich am Zwerchfell, um zu sehen, ob sich überhaupt etwas bewegt, und ich bleibe da eine Weile. Oft lege ich die eine Hand auf die Vorderseite und die andere auf den Rücken. Dann bewege ich eine Hand zu den Mm. transversus thoracis, die unter dem Brustbein liegen, und die andere Hand bewegt sich am Rücken zu der Stelle, wo die Schultern und der Nacken zusammenkommen. Sehr oft bekomme ich da eine Reaktion. Ich berühre auch die »Deckel-Muskeln« oberhalb des Brustkorbs. Sind sie verspannt, so wirken sie wie ein Deckel, der aufkommende Gefühle unterdrückt.*

festgemacht sind. Diese Muskeln zusammen mit den »Deckel-Muskeln« oberhalb des Brustkorbs behindern Gefühle aller Art, besonders aber Gefühle der Liebe. Menschen, die hier angespannt sind, fühlen sich deprimiert und isoliert, nicht weil sie nicht geliebt werden, sondern weil sie mit ihren eigenen Gefühlen der Liebe nicht in Berührung kommen können. Das ist deutlich, denn sobald die Mm. transversus thoracis entspannt sind, spüren die Menschen, wie ein Strom der Liebe sie erfasst. Wenn der Atem in den oberen Brustkorb gelangen kann, scheinen sich die Menschen froh und glücklich zu fühlen. Eine ganz andere Person entwickelt sich. Das klingt ganz einfach, ist es aber nicht. Menschen, die sich diese Entwicklung endlich gestatten, lernen ihre Fähigkeit zur Liebe kennen – eine Liebesfähigkeit, die trotz der Konditionierung durch die frühen Erlebnisse immer dagewesen ist. Wenn sie das spüren, reagieren sie anders auf ihre Umwelt, und ihr Leben verändert sich.

Wenn wir während des Körperlesens am Brustkorb arbeiten und ihn aufrichten, spüren wir manchmal den Widerstand der Menschen, sich wirklich öffnen zu wollen. Dann bleiben wir mit unseren Händen auf dem Brustkorb und schaukeln ihn sacht vor und zurück. Kommt der Atem in diesen Bereich, spüren die Menschen Erleichterung. Der Körper sieht ganz anders aus, wenn der Atem in den oberen Brustkorb gelangt und nicht eingeengt und flach ist. Fülle zeigt sich, alles Bedrückende verschwindet. Der Körper wirkt leichter, wenn er durch den Atem unterstützt wird, und die Menschen fühlen sich verändert. Das klingt einfach, und es ist auch einfach. Durch die Rosen-Methode scheinen die Menschen dieses Gefühl der Öffnung nicht zu vergessen, selbst dann nicht, wenn sie wieder depressiv werden sollten. Sie erinnern sich an das neue Gefühl und finden einen Weg dorthin zurück.

Die Versteckhaltung

Wenn sich jemand »versteckt« hat, sind seine Schultern hochgezogen und nach vorn geneigt, der Kopf ist eingezogen. Ein gutes Beispiel dafür sind hochgewachsene Menschen, die schon als Kinder nicht größer als andere sein wollten. Vielleicht machten ihre Eltern Bemerkungen

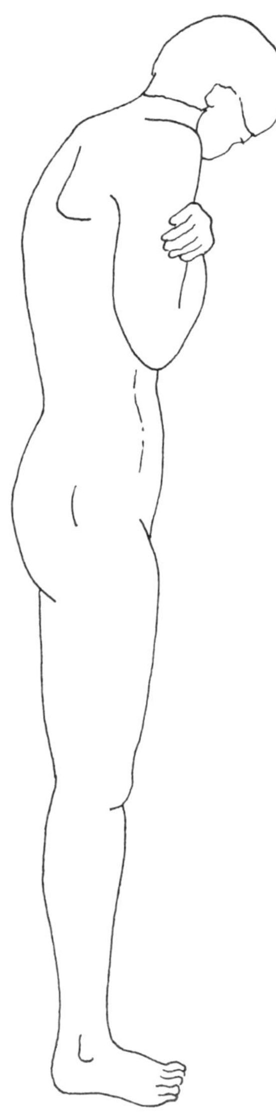

Bild 4

Versteckhaltung

Man versucht, den ganzen Körper so klein wie möglich zu machen, möglichst wenig Platz einzunehmen, um unsichtbar zu werden. Die Brust und der Bauch sind eingezogen, der Rücken ist rund. Die Schultern sind nach vorne gezogen und der Kopf ist gebeugt.

Die Arbeit mit den Händen: *Zuerst lege ich eine Hand am Rücken auf den oberen Teil der Wirbelsäule und dann lege ich meine Hand dahin, wo die Schulterblätter und der M. levator scapulae zusammenkommen. Ich gehe auch zur Rückseite des Zwerchfells, um die Muskeln rund um die Wirbelsäule zu lockern. Dabei lege ich die andere Hand vorne auf das Zwerchfell.*

über ihre Größe, besonders bei Mädchen. Meine Mutter sagte zu mir: »Du musst jetzt aufhören zu wachsen, sonst findest du keinen Mann.« Ich konnte nicht aufhören zu wachsen und versuchte, mich kleiner zu machen, indem ich mich duckte, wie um mich zu verstecken.

Obwohl sich viele Menschen verstecken wollen, fühlen sie sich besser, wenn wir sie in eine andere Haltung bringen, indem wir ihre Schultern nach unten bewegen und mehr nach hinten ausrichten. Sie fühlen, wie es ist, wenn man sich weniger verstecken muss, aber die Veränderung folgt in der Regel nicht so schnell wie bei den anderen Beispielen, denn oft steckt eine lange Geschichte des Versteckens dahinter aus einer Zeit familiärer Auseinandersetzungen, in denen Menschen versuchten, nicht wahrgenommen zu werden. Es können aber auch schwierige Umstände später in ihren Leben gewesen sein. Ich z.B. habe in Nazi-Deutschland versucht, mich so unsichtbar wie möglich zu machen. Wenn Menschen, die sich verbergen, in den Kurs zum Körperlesen kommen, ist ihnen diese Haltung in Fleisch und Blut übergegangen. Obwohl es sich gut anfühlt, sich nicht zu verstecken, bleibt die Angewohnheit oft bestehen. Die Menschen müssen sich immer wieder vor Augen führen, wie gut es sich anfühlt, sich nicht zu verstecken, dass das Sich-selbst-Zeigen viele Veränderungen in uns hervorbringt: mehr Selbstannahme und -vertrauen. Dieser Prozess verläuft langsam, aber er passiert. Das Verstecken geht vorbei, und ein Gefühl der Freiheit weitet den Körper.

Fallstudie: Verstecken

Ich arbeitete mit einem sehr großen, schlanken Mann mit rundem, leicht nach vorn gebeugtem Rücken. Er war erfolgreich im Beruf, bekannt in seiner Branche, gutaussehend, trotzdem zeigte seine Haltung Verstecken, Depression und Schutzsuche. Während unserer Sitzung begann er, sich zu entspannen, und ich fragte ihn, ob er sich erinnern könne, wann sein Rücken rund geworden sei. Ganz plötzlich begann er, unkontrolliert zu schluchzen. Ich wartete, bis er sich beruhigt hatte und bereit war, seine Geschichte zu erzählen. Als Teenager hatte er herausgefunden, dass er homosexuell war. Damals war das in dem Ort, in dem er lebte, nicht akzeptiert. Homosexuelle

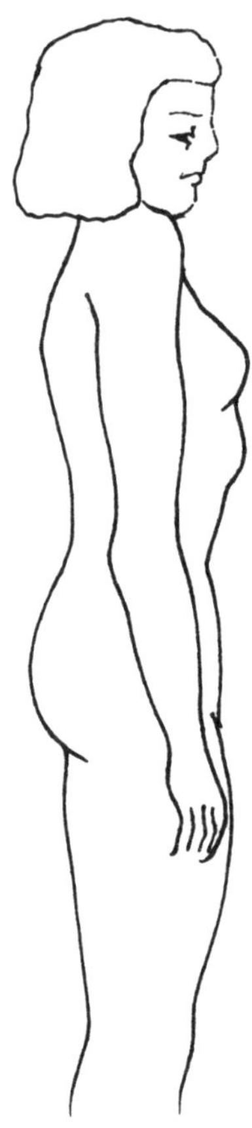
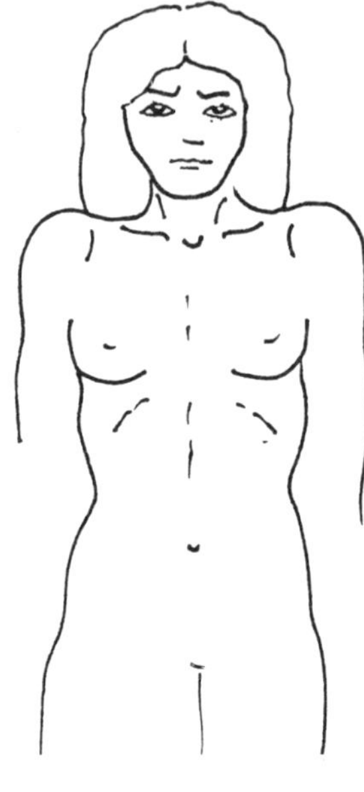

Bild 5

Ängstlichkeit
Die Schultern sind ziemlich hochgezogen, so dass der Hals zwischen den Schultern verschwindet. Die Arme sind festgehalten und können sich kaum bewegen. Das Zwerchfell ist eingezogen. Das Zwerchfell und der Bauch sind sehr fest.

Die Arbeit mit den Händen: *Die Hände liegen auf dem Zwerchfell und dem M. levator scapulae.*

Menschen wurden körperlich angegriffen und mussten um ihr Leben fürchten. So lernte er, groß wie er war, sich so unsichtbar wie möglich zu machen. Er verließ den Ort. Sein Körper wusste nicht, dass er sich nun nicht mehr verstecken musste. Nachdem er diese Gefühle spürte und zulassen konnte, war es ihm möglich, selbstbewusst dazu zu stehen und sein Versteck zu verlassen.

Die ängstliche Haltung

Ein Mensch, dessen ganzer Körper zusammengezogen und in Furcht erstarrt ist, ist meist durch ein frühes Trauma gegangen. Das können leichte oder auch starke traumatische Erlebnisse sein oder auch körperliche Gefahr, wie z.B. im Krieg oder bei einem Autounfall. Es können aber auch Umstände sein, die einem Kind traumatisch erschienen, z.B. der Umzug in ein neues Haus. In jedem Fall zerbricht ein Grundvertrauen.

Jeder Muskel im Körper ängstlicher Menschen scheint verspannt zu sein. Der ganze Körper ist angespannt. Die Menschen wirken manchmal wie lebende Denkmäler. Ihr Atem kann nicht frei kommen und gehen. Wenn wir ihren Atem nicht beobachten, können wir getäuscht werden, denn sie sehen perfekt aus: festgefroren in einer perfekten Haltung – ohne Lebendigkeit und ohne die Möglichkeit, ihr Leben auszukosten. Die Perfektion ist wie ein Rahmen, der sie äußerlich zusammenhält. Ohne Atem gibt es kein Leben.

Fallstudie: Ängstlichkeit

Eine Frau mit Angstattacken kam zu mir. Sie erzählte, dass sie während der Bombardierungen in Deutschland gewesen und ihr Vater getötet worden war. Sie dachte, dies sei der Grund für ihre Angst, aber nichts geschah in ihrem Körper, als sie davon sprach. Ich arbeitete weiter und fragte: »Was ist Ihnen wirklich passiert?« Ihre Mutter war mit ihr in einen Luftschutzraum gegangen. Ihr Vater rannte herbei, und sie konnte eine Menge Blut sein Gesicht hinunterlaufen sehen. Als sie erzählte, wie viel Schmerz sie empfunden hatte, als sie ihren Vater verletzt gesehen hatte, reagierte ihr Körper. Der Schmerz, ihn verletzt gesehen zu haben, und ihre Furcht hinterher, war das, was ihr geblieben war. Vom Intellekt her kannte sie diese Geschichte, aber ihre Gefühle stimmten nicht damit überein. Als sie dies erkannte, begann sie, sich weniger ängstlich zu fühlen.

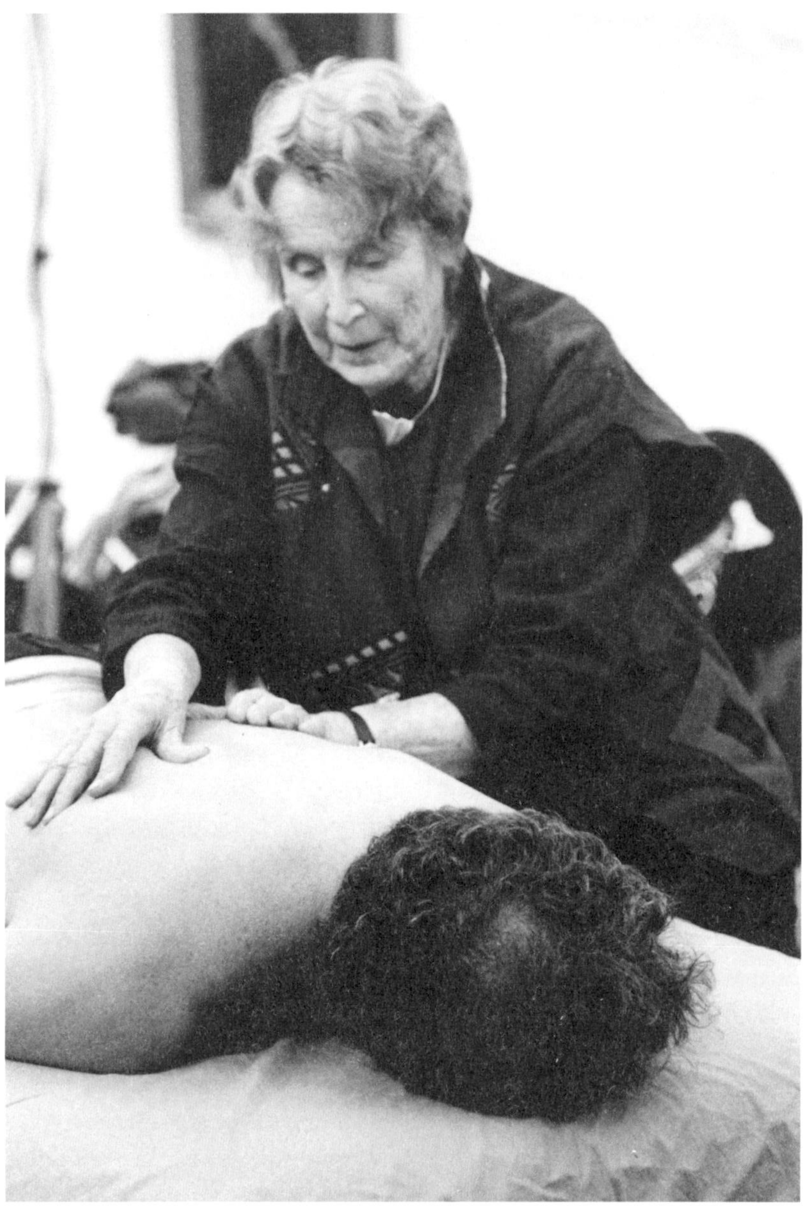

Kapitel 6

Muskelspannung, Gefühle und Atmung

Die unterschiedlichen Körperhaltungen sind das Ergebnis gewohnheitsmäßiger Muskelverspannungen. Muskelverspannungen sind der Ausdruck emotionaler Haltungen. Wenn wir es mit körperlichen Verspannungen zu tun haben, ist damit immer auch eine spezielle emotionale Einstellung verbunden. Die meisten Verspannungen sind unbewusst und haben ihren Ursprung in schmerzlichen Gefühlen, mit denen wir nicht umgehen konnten, als wir sie erlebten. Die Verspannung hilft uns, die Gefühle in Schach zu halten, sie außerhalb der Wahrnehmung in unserem Unbewussten zu begraben. Verspannung der Muskeln kann der Ausdruck davon sein, etwas zu unterdrücken, fest-, zusammen- oder zurückzuhalten. Wo immer dieser Zustand besteht, ist er eine Barriere für die natürliche Bewegung, bei der Anspannung und Entspannung sich abwechseln. Verspannung heißt nur Zusammenziehen – ohne Entspannung. Kennen wir die Tätigkeit und Richtung der Muskeln und was sie unter normalen Umständen im Körper bewirken, dann bekommen wir einen Hinweis darauf, mit welcher Art des Haltens wir es zu tun haben, wie das vorhergehende Kapitel zeigte.

Gefühle, mit denen wir nicht umgehen konnten, als wir ihnen ausgeliefert waren, bleiben lebendig in uns. Sie können jederzeit wieder auftauchen, wenn wir sie nicht mehr unterdrücken. Durch Entspannung können wir an diese Gefühle und/oder Erfahrungen wieder herankommen. Jetzt können wir sie bewältigen. Sie können als Erinnerungen, Bilder oder eben als Gefühle auftauchen. Uns mit unseren Emotionen zu verbinden, ist ein Weg, uns von den Gefühlen und

Verspannungen zu befreien, die unseren Alltag belasten. Das »verborgene Juwel« in uns kann sich zeigen.

Es wird Praktizierenden nicht gleich deutlich, was das wahre Selbst eines Klienten ist, aber wir können die Barrieren sehen, die die Klienten zwischen sich und dem Erkennen ihrer Wahrheit stellen. Praktizierende berühren die Barrieren und machen sie dem Klienten zugänglich. Durch die Hinweise, die die Menschen ihnen geben, helfen sie ihnen, den Weg zu ihrem Kern zu finden. Rosen-Praktizierende achten auf die Hinweise im Körper (siehe Kapitel 4), auf das Gespräch (siehe Kapitel 2) und die Atmung.

Was geschieht, wenn der Körper sich entspannt? Die Muskeln werden weich, dehnen und weiten sich, Gefühle tauchen auf. Die Bewegungen sind leichter, und allmählich zeigt sich der Mensch, wie er ist, und sein Atem fließt frei. Die Atmung kann sich während einer Behandlung verändern. Oft weiß der Klient gar nicht, dass etwas geschieht. Diese Veränderungen in der Atmung, in der Farbe und im Ausdruck des Gesichts und den Augenbewegungen können Praktizierende wahrnehmen, bevor der Klient sie wahrnimmt. Wenn Klienten ihren Atem steuern und kontrollieren, beengen sie sich unbewusst. Kommt der Atem natürlich, dann ist er tiefer, weniger regelmäßig und hat größere Abständen. Das ist die Atmung, die für uns ein Zeichen von tiefer Entspannung und Wohlgefühl ist.

Ein wichtiger Bereich im Körper ist das Zwerchfell. Das Zwerchfell ist die Brücke zwischen dem Unbewussten und dem Bewussten. Sind Menschen angespannt, dann halten sie ihre Gefühle zurück, indem sie das Zwerchfell zusammenziehen. Es ist sensibler als alle anderen Muskeln, da es sowohl mit dem willkürlichen als auch mit dem unwillkürlichen (vegetativen) Nervensystem verbunden ist und nicht mit nur einem Nervensystem, wie alle anderen Muskeln.

Ein angespannter Muskel ist hart, zusammengezogen und stört Bewegung und Atmung. Ein entspannter Muskel ist lang, schlank und weich und lässt sich gut bewegen. Das Zwerchfell hat große Wirkung auf das Erscheinungsbild unseres Körpers; es ist unser wichtigster Atemmuskel. Es sitzt im Bereich der unteren Rippen, und im Idealzustand verbindet es durch seine Bewegung Ober- und Unterkörper. Dieses Zusammenspiel von Zusammenziehen und Entspannen bewegt all unsere inneren Organe, und es wirkt wie eine innere Massage und unterstützt die Funktionen aller Organe. Ist das Zwerchfell aber angespannt, dann ist es zusammengezogen und trennt den Ober- vom Unterkörper. Ein angespanntes Zwerchfell verringert den Platz in unserem Körper und drückt den Bauch heraus, so dass er nicht in seine natürliche Lage zurück kann. Wenn das Zwerchfell sich entspannt, hat dies eine erstaunliche Wirkung auf das Aussehen, aber auch auf das Gefühlsleben der Menschen. Das zeigen einige eindrucksvolle Fallbeispiele.

Fallstudie: Zwerchfell (1)

Ich unterrichtete in einer psychosomatischen Klinik und arbeitete an einem Arzt mit einem riesigen Bauch. Ich arbeitete speziell an seinem Zwerchfell und bemerkte, dass er aussah, als sei er neun Jahre alt. (Ich habe festgestellt, dass sich der Gesichtsausdruck und manchmal auch die Erscheinung des Körpers ändern, wenn Klienten sich entspannen. Manchmal zeigt ihr Ausdruck ein bestimmtes Alter, und da gibt es dann oft eine Verbindung zu einem wichtigen Ereignis in ihrem Leben.) Also fragte ich: »Was passierte, als Sie neun Jahre alt waren?« Der Mann antwortete: »Mein Vater starb.« Ich arbeitete weiter, und er begann sich zu entspannen. Er erzählte, wie alle damals zu ihm gesagt hatten, er sei nun der Kopf der Familie und müsse sich um seine Mutter und die jüngeren Geschwister kümmern. Er sagte: »Ich konnte das nicht, ich war doch erst neun Jahre alt!« und seine Gefühle brachen hervor. Später erzählte er, dass er an diesem Problem in einer Psychoanalyse sieben Jahre lang gearbeitet hatte, aber niemals an diese enorme Verantwortung und die Verzweiflung darüber, nicht gut genug zu sein, herangekommen war. Tief innen hatte er trotz seiner erfolgreichen beruflichen Laufbahn gespürt, dass er eben niemals gut genug gewesen war. Als er sich vom Behandlungstisch erhob, war sein hervorstehender Bauch verschwunden und die Ängste, die er alle diese Jahre mit sich herumgetragen hatte, fielen allmählich von ihm ab. Das Zwerchfell wurde nicht mehr gehalten, es schob den Bauch auch nicht mehr vor. Wir sahen einen ganz anderen Menschen, und er ging kopfschüttelnd davon. Die Arbeit zeigt nicht immer so schnelle Resultate – manchmal erfordert es Jahre, um an diesen Punkt zu kommen –, für diesen Mann aber war es der richtige Zeitpunkt, so eine dramatische Veränderung zuzulassen.

Fallstudie: Ungelöste Gefühle

Eine Frau mit Rückenschmerzen kam zur Behandlung. Sie war bei den besten Spezialisten gewesen, aber niemand hatte ihr helfen können. Sie erzählte mir, die Schmerzen hätten begonnen, als sie die Wände ihres Hauses gestrichen hatte. Ich fragte sie: »Warum haben Sie sich zum Streichen keine Hilfe geholt?« Aus der Frau brach es mit großem Ärger heraus, ihr Freund habe zusammen mit ihr dieses Haus gekauft, sie dann aber mitten in den Umbauarbeiten wegen einer anderen Frau verlassen. All der Ärger und ihr Schmerz, den sie seinetwegen empfand, kamen während dieser Sitzung heraus. Dieser emotionale Schmerz hatte sich vor dieser Sitzung niemals gezeigt, sondern erst als sie durch die Berührung und die Worte Sicherheit empfinden konnte.

Sie war sehr angespannt im Rücken und Nacken, auch hinter ihrem Herzen und im Becken, das uns stützt. Die Schmerzen im unteren Rückenbereich stammten aus ihrer Unfähigkeit, sich selbst zu stützen. Im Herzbereich dienten Schmerz und Verspannung zum Schutz. Die Verspannung in ihrem Nacken kam von ihrer Traurigkeit, die sie sich nicht eingestanden hatte. Wenn Klienten sehr wütend werden, beginnen sie manchmal zu weinen, was für mich ein Hinweis darauf ist, dass Wut die Trauer zudeckt. Während einer Sitzung löste sich die Verspannung um das Zwerchfell und hinter ihrem Herzen. Als sie begann, von ihrer Wut zu sprechen und zu weinen, entspannte sich ihr Nacken, besonders, als sie davon erzählte, wie sie verlassen worden war. Als nächstes sprach sie davon, wie verletzt sie sich in ihrem Herzen fühlte und wie schwierig es war, sich um das Haus zu kümmern, zumal alle Verantwortung jetzt bei ihr lag. Danach entspannte sich das Zwerchfell vollkommen, und noch mehr Gefühle des Verletztseins und der Trauer zeigten sich. Ihre Muskulatur entspannte sich, und der Druck auf ihren unteren Rücken hörte auf.

Das Zwerchfell ist verbunden mit den Lendenwirbeln, und wenn es verspannt ist, werden die Wirbel zusammengezogen, und das kann Schmerzen im Rücken verursachen. Löst sich die Verspannung, verschwinden auch die Schmerzen. Die Frau kam nie wieder zu einer weiteren Behandlung, ihre Rückenschmerzen waren vorbei.

Fallstudie: Der Körper sagt die Wahrheit

Ich demonstrierte vor einer Lerngruppe an einem Mann, mit dem ich zunächst nichts anzufangen wusste. Ich konnte in seinem Körper keine Verspannungen finden. Er sagte: »Ich bin topfit«. Als ich merkte, dass er so gut wie gar nicht atmete, arbeitete ich sehr tief mit meinen Händen. Ich fand sehr viel Verspannung unter der Oberfläche des Rückens. Ich sagte: »Sie sehen äußerlich so entspannt aus, aber wenn ich bei Ihnen in die Tiefe gehe, spüre ich große Anspannung«. Er antwortete: »Ja, und ich möchte, dass niemand mir zu nahe kommt.« Ich fragte: »Um welchen Preis?« Das ist alles, was geschah. Danach wurde er wacher für alles, was sein Leben anging und was ihm fehlte. Es war eine Sitzung, die ein Leben veränderte, und sie bestätigte, dass der Körper die Wahrheit sagt. An der Oberfläche können Menschen sehr flexibel wirken, aber wenn der Atem nicht fließt, dann wird etwas Wichtiges zurückgehalten. Ihre Abschirmung kann überzeugend sein. Die Berührung der Praktizierenden begleitet diese Widersprüchlichkeit.

Die inszenierte Atmung

Rosen-Praktizierende achten mehr auf den natürlichen Atem als auf den inszenierten Atem. Beide können anfangs schwer zu unterscheiden sein. Wenn Klienten einen Atemzug tun, dann holen sie Luft in ihren Brustkorb. Dafür machen sie eine völlig unnötige Kontraktion ihrer Muskeln, entweder der Nackenmuskulatur, der Zwischenrippenmuskeln oder des Zwerchfells. Erlauben Klienten aber ihrem Atem, ohne ihr Zutun zu kommen, dann gestatten sie den Muskeln des Brustkorbs sich zu entspannen. Der Brustkorb kann sich zu vollem

Volumen öffnen und der Atem in diesen Bereich hineinfließen. Der nicht-inszenierte Atem ist viel tiefer als der inszenierte und verrät uns mehr über den Menschen.

Wir können auch sehen, dass ein flacher oder inszenierter Atem nicht den emotionalen Zustand einer Person widerspiegelt. Der Ton ihrer Stimme und ihres Weinens kommen nicht wirklich von innen. Sie beweinen irgend etwas, aber das Weinen kommt nicht aus ihrer Tiefe. Es ist dann schwer, ihnen zu sagen, dass das Weinen nicht echt ist. Klienten können sehr abwehrend sein und eine gute Schau abziehen. Nehmen sie eine Verteidigungshaltung ein, können wir ihnen sagen, dass da etwas ist, was noch viel tiefer liegt. Eine Inszenierung kann unterbrochen werden, ein echtes Gefühl aber nicht. Manchmal reagieren Klienten mit Widerstand, wenn sie auf diese Weise herausgefordert werden.

Das Zwerchfell als Geigerzähler

Wenn ich einen Trainingskurs beginne, sehe ich manchmal eine Gruppe gelangweilter Leute. Am Ende des Kurses sehen sie 20 Jahre jünger aus und sind vom Leben sehr angetan. Sie sind besonders neugierig darauf, ihre spirituelle Natur kennenzulernen. Wenn jemand entdeckt, was er im Zwerchfell zurückhält, zeigt sich sein Menschsein. Das Zwerchfell sitzt in der Mitte des Rumpfes, ein zentraler Platz für Gefühle, besonders für Angst und Furcht. Es ist der Geigerzähler für unser Sein. Wenn es verspannt ist, fühlt sich der Mensch ängstlich und hat wenig Vertrauen. Die Angst, die diese Menschen fühlen, ist stärker als ihre Fähigkeit zu vertrauen. Vertrauen entsteht oft wieder, nachdem wir am Zwerchfell gearbeitet haben und es sich entspannt hat.

Das Zwerchfell ist mit dem unwillkürlichen (vegetativen) und dem willkürlichen Nervensystem verbunden. Bei der Rosen-Methode arbeiten wir mit der Atmung, die vom vegetativen Nervensystem gesteuert wird. Dieses System innerviert alle unsere Organe und versorgt auch die Haut. Selbst wenn wir gar nichts mit unserer Atmung machen, atmen wir ohne unser Zutun. In der Rosen-Methode können wir erkennen, wenn ein Mensch ein Gefühl erlebt. Die Bewegung seines Zwerchfells zeigt es.

Das Funktionieren des Zwerchfells ist von großer Bedeutung für das Wohlbefinden. Es reagiert auf alle Gefühlszustände, die wir erleben. Erleben wir Druck in irgendeiner Form, dann zieht sich das Zwerchfell zusammen. Es ist geformt wie ein Dom und kann sich nach oben und nach unten bewegen. Es gibt zwei Ausläufer des Zwerchfells, die an der Lendenwirbelsäule festgemacht sind. Zieht sich das Zwerchfell aus emotionalen Gründen zusammen, dann bringt die Kontraktion dieser Ausläufer die Lendenwirbel näher zusammen. Der Abstand zwischen den Wirbeln verkleinert sich, und es entsteht ein Druck auf den Ischiasnerv. Das scheint häufig die Ursache für Rückenschmerzen zu sein. Wir erleben, dass Rückenschmerzen vergehen, wenn sich das Zwerchfell entspannt und der Druck sich dadurch verringert. Hält dagegen der Druck über längere Zeit an, ohne dass er gelöst wird, dann verändert dies die Bandscheiben. Die Wirbel werden unbeweglicher und der Abstand zwischen ihnen verringert sich. Bei eingeschränkter Beweglichkeit wird auch weniger synoviale Flüssigkeit in den Wirbelgelenken gebildet. Das wiederum macht sie steifer und schmerzhafter bei Bewegungen. Es entsteht ein Teufelskreis.

Wenn sich das Zwerchfell entspannt, unterbrechen wir diesen schmerzhaften Kreislauf. Die Wirbel können wieder Abstand halten. Manchmal können Bewegungen der Wirbelsäule so lange wehtun, bis wieder mehr synoviale Flüssigkeit produziert wird, die die Gelenke »schmiert«. Nach einer Sitzung klagen Klienten oft über stärkere Schmerzen, aber innerhalb weniger Stunden lässt der Schmerz nach, und die Lendenwirbelsäule kann wieder normal funktionieren. Unternehmen Menschen nichts gegen ihre Schmerzen, verschlechtert sich ihr Zustand. Das trifft auf alle Gelenke zu. Werden sie aufgrund von Muskelverspannungen nicht bewegt, beginnen sie wehzutun. Auf diese Art kann unsere Arbeit Gelenke davor schützen, arthritisch zu werden. Viele Gelenke mit der Diagnose »Arthritis« können wieder gesund und beweglich werden, wenn der Prozess durch Bewegung rückgängig gemacht wird.

Wenn das Zwerchfell angespannt ist, dann ist auch die Verbindung zwischen der Speiseröhre (ösophagus) und dem Magen gestört. Das hat zur Folge, dass die Menschen dort Übelkeit und Schmerz spüren. Manchmal haben sie ein Gefühl, als ob sie nicht essen könnten. Entspannt sich das Zwerchfell, dann massiert es diesen Bereich, und der Zustand bessert sich. Ich arbeite oft am Rücken, an den Seiten und im Rippenbereich am zwölften Brustwirbel (T12), an dem das Zwerchfell festgemacht ist. Die untere Hohlvene (vena cava) geht ebenfalls durch das Zwerchfell, und wenn das Zwerchfell angespannt ist, fällt es dem Blut schwer, zum Herzen zu fließen.

Entspannt sich das Zwerchfell total, dann scheinen sich die Menschen allem, was passiert, hinzugeben; sie fühlen sich friedvoll. Dann sagen sie: »Ich fühle mich wie ein Teil von etwas Größerem.« An diesem Punkt vermitteln sie den Eindruck, als ob eine besondere Verbindung stattgefunden hätte, die es vorher nicht gegeben hat. Im Deutschen gibt es dafür das Wort »Gotteskindschaft«. Es beschreibt diesen Zustand, in dem Furcht und Unsicherheit verschwinden – und im Inneren öffnet sich neuer Raum für das liebende Annehmen von sich selbst und anderen. Es ist wirklich einfach zu erkennen, dass diese Wandlung stattgefunden hat, denn der Atem fließt durch den ganzen Körper. Wir können die Auswirkungen im Körper sehen und fühlen.

Ich bin sehr berührt, wenn ich darüber spreche. Ich fühle, dass sich auf beide, den Klienten und die Praktizierende, während dieser verwandelnden Momente in einer Sitzung eine Gnade senkt. Es scheint, wenn Menschen einen spirituellen Kontakt finden, gesunden sie auch physisch, und andere Möglichkeiten öffnen sich in ihrem Leben. Oft können Menschen, die sich von ihren Partnern entfremdet hatten, sich ihnen wieder annähern und eine andere Qualität in ihrer Beziehung finden. Manche Klienten kommen nicht mehr zur Behandlung, wenn sie sich mit ihrem Leben gut fühlen. Andere wollen mit der Arbeit weitermachen, sich voranbringen und größere Erfüllung in ihrem Leben finden.

Fallstudie: Zwerchfell (2)

Eine sehr korpulente Frau mit einem hervorstehenden Bauch kam zu mir. Sie konnte ihrem Mann seine Untreue nicht vergeben. Ich fragte sie: »Was will er jetzt?« Sie antwortete, er wolle bei ihr sein, aber sie könne darauf nicht eingehen. Während sie dies sagte, und ich im Bereich ihres Bauches und Herzens arbeitete, entspannte sich ihr Zwerchfell, und der hervorstehende Bauch verschwand. Das Zwerchfell ist verbunden mit der Fähigkeit zu vertrauen. Als es sich entspannte, trat der Bauch nicht mehr hervor. Lebendigkeit ergriff die Frau und Vertrauen in die Liebe ihres Mannes und zum Leben. Der Bereich hinter dem Herzen und am Brustbein entspannte sich, und ihre Liebesfähigkeit kam wieder zum Vorschein. Ihr Verstand sagte ihr, ihr Mann sei untreu gewesen, aber ihr Herz liebte ihn immer noch. Ihre Liebe war stärker als der Verstand, der ihr sagte, ihr Mann könne ja wieder untreu werden.

Diese Frau kam am nächsten Tag wieder und sagte, ihr Mann habe sie gefragt, ob sie ein Kind zur Welt gebracht habe, weil ihr Bauch so flach geworden sei. Sie erklärte mir nach der Behandlung, sie habe nun erkannt, dass sie nicht mehr zweifeln oder wütend auf die Vergangenheit sein müsste, denn es gab die Möglichkeit, nach vorn zu gehen. Das Interessante daran war, dass sie nach wie vor nicht sicher war, ob ihr Mann ihr treu bleiben würde, aber sie akzeptierte das, sie hatte entschieden, dass sie bei ihm bleiben wollte. Ich traf sie ein Jahr später, und sie war sehr glücklich. Die Wahl, ihn zu lieben, statt verschlossen zu bleiben, hatte Mut gebraucht. Praktizierende können die Dinge für die Klienten nicht in Ordnung bringen – die Klienten müssen ihre Wahl treffen. Das Gewahrwerden entsteht bei der Arbeit, was die Menschen dann tun, ist ihre Sache.

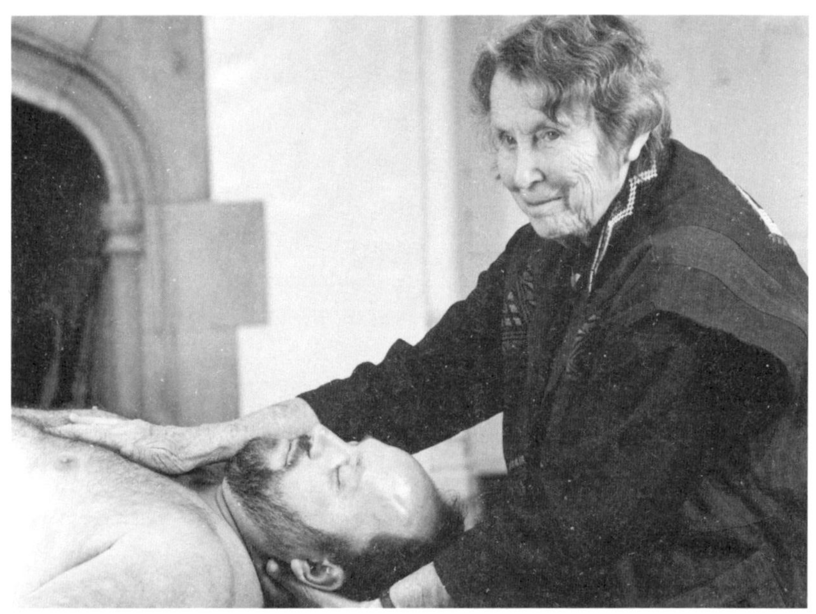

Kapitel 7

Von Barrieren zu Möglichkeiten

Bei den Ausbildungssitzungen und Übungen der Rosen-Methode lernen Menschen, von ihren Erfahrungen zu sprechen. Sie lernen den Unterschied kennen zwischen dem Erzählen ihrer Geschichte und dem Sprechen über ihr Sein. Als Beobachter lernen die Studierenden, die Antworten des Körpers zu erkennen. Man hört es am Ton der Stimme, sieht es an der Gesichtsfarbe, an der Vertiefung und Ausbreitung des Atems, an der Bewegung der Augen und auch an der Breite der Ausdrucksfähigkeit, ob jemand emotional bei sich selbst ist.

In meiner privaten Praxis habe ich gesehen, wie ungelöste Gefühle neue Möglichkeiten im Leben von Klienten behindert haben. Als Beispiel dafür gilt eine Frau, die Schwierigkeiten hatte, schwanger zu werden.

Fallstudie: Schwangerschaft

Eine Frau, die zu einer Behandlung kam, klagte über Rückenschmerzen und darüber, dass sie gern ein Baby hätte, aber nicht schwanger würde. Ich arbeitete an ihren Hüften, am Rücken und auch an ihrem Bauch. Sie wirkte eng im Herzbereich, und das überraschte mich, denn sie sagte, sie sei glücklich verheiratet. Mir wurde also klar, dass die Schutzschicht um ihr Herz schon vor der Ehe gebildet worden sein musste. Ich fragte sie, ob sie vor ihrem Mann eine andere Beziehung gehabt habe, sie verneinte das. So fuhr ich also fort, in diesem sehr verspannten Bereich um Herz und Zwerchfell zu arbeiten. Endlich entspannte sich die Frau und sprach über eine vorher unterdrückte Wahrheit: Sie hatte, als sie 19 Jahre alt war, eine Beziehung gehabt und war sehr verliebt gewesen. Sie wurde schwanger, aber sie und ihr Freund konnten ihren Eltern das nicht eingestehen. Es schien keinen anderen Ausweg als eine Abtreibung zu geben. Das war für beide schrecklich gewesen, und danach war es zu schmerzlich für sie gewesen, zusammenzubleiben. Das lag viele Jahre zurück, und sie hatte niemals darüber gesprochen. Aber als sie über ihr Geheimnis sprach und dessen Bedeutung erkannte, entspannten sich ihr Zwerchfell und ihr Unterleib. Ich hörte erst einige Monate später von ihr. Sie schrieb mir mit neuer Anschrift: »Die Rückenschmerzen sind weg, und ein Kind ist unterwegs!«

Lernen Klienten ihre Barrieren erkennen, dann kommen sie auch in Berührung mit den neu sich öffnenden Möglichkeiten. Ich erinnere mich an viele Frauen, die schwanger werden konnten, nachdem sie sich offen mit ihren Gefühlen auseinandergesetzt hatten. Hier sind einige Beispiele: Da gab es eine Frau, die glaubte, ihr Mann liebe eine andere mehr als sie. Während der Sitzung konnte sie sich vor Augen führen, dass er aber sie (und nicht die andere) geheiratet hatte, und sie war glücklich über seine Entscheidung. Als sie das so akzeptiert hatte, wurde sie kurze Zeit später schwanger. Eine andere Frau setzte sich mit der Angst auseinander, dass sie den falschen Mann geheiratet haben könnte. Danach wurde sie sich ihrer Liebe zu ihm bewusst und wurde schwanger. Eine Frau fürchtete, sie und ihr Mann könnten sich kein Kind leisten. Sie wurde schwanger, nachdem sie mit ihrem Mann über diese Angst gesprochen hatte und sie gemeinsam herausfanden, dass sie durchaus genug Geld für ein Kind hatten. Eine weitere Frau arbeitete in einer AIDS-Klinik, um sie herum starben ständig Menschen. Ich fragte sie, ob sie sich eine andere Stellung suchen könne, und sie wurde eine Woche nach dem Jobwechsel schwanger. Wieder eine andere Frau wünschte sich ein zweites Kind, fürchtete aber, ihrem ersten Kind dadurch Liebe zu entziehen. In der Sitzung wurde ihr klar, dass sie genug Liebe für beide haben würde, und sie wurde dann schwanger. Eine Frau war als Kind von ihrem Vater unangemessen berührt worden. In einer Sitzung stellte sie fest, wie sehr sie ihren

Vater liebte, obwohl jeder sagte, er sei ein schlechter Mensch. Als sie sich ihre herzlichen Gefühle zu ihm gestattete, konnte sie zärtlicher zu ihrem Mann sein, und eine Schwangerschaft war die Folge.

Bei allen diesen Frauen arbeitete ich meist im Herz- und Zwerchfellbereich. Sie konnten alle ihre Liebesfähigkeit und ihr Vertrauen wiederfinden und in ihr Leben integrieren.

Barrieren gegen die Liebe

Rosen-Praktizierende geben ihren Klienten keine Anweisungen oder Ratschläge. Sie stellen Fragen zu dem, was die Klienten in den Sitzungen gesagt haben. Diese Fragen führen zur Achtsamkeit in dem Bereich, an dem wir arbeiten. Wenn das geschieht, werden im Klienten tiefe Gefühle wieder lebendig. Was sie unter der Oberfläche gehalten haben, kommt hervor und wird ihnen bewusst. Es scheint, dass in diesem Zustand der tiefen Entspannung Klienten ihre Gefühle der Liebe wiederfinden, die sie zuvor unterdrückt haben, um sich selbst zu schützen.

Barrieren gegen die Offenheit

Wir haben Muskeln, mit denen wir Gefühle unterdrücken können, die wir nicht zeigen wollen. Diese Muskeln können aber auch das Fühlen selbst verhindern. Ich nenne sie die »Deckel-Muskeln«: Es sind dies die Mm. scaleni, der M. levator scapulae und der M. omohyoideus. Wenn diese Muskeln sich verspannen, dann bilden sie eine Barriere gegen jeglichen Gefühlsausdruck. Wenn sie sich jedoch entspannen, beginnen Menschen aus ihrem Leben zu erzählen, häufig auch begleitet von Weinen. Kinder lernen sehr früh, dass das Weinen unerwünscht ist. Oft werden sie getröstet, so dass sie aufhören zu weinen. Auf diese Weise hat Traurigkeit von Anfang an keine Chance, erlebt und ausgedrückt zu werden. Das Ergebnis ist gewohnheitsmäßige Verspannung. Die Verspannung dieser Muskeln zeigt sich oft als Kopf- oder Nackenschmerz. Unterdrückte Gefühle zu erkennen und auszudrücken, macht weiteres Unterdrücken unnötig.

Ein enormer Druck wird dadurch genommen. Menschen wagen es, sich auszudrücken, indem sie sich anderen mitteilen und ihren Tränen freien Lauf lassen.

Fallstudie: »Pleasing-Muskeln«

Ein Mann kam in den Kurs, und als ich an ihm demonstrierte, fand ich starke Verspannungen an den Außenseiten seiner Beine – im Bereich des M. tensor fasciae latae. Ich nenne diese Muskeln die »Pleasing-Muskeln«. Er belegte den Kurs, sagte, dass es nett gewesen sei, ihm aber nichts gebracht habe. Sechs Monate später erhielt ich einen Brief von ihm mit einem Bild, das er gemalt hatte.

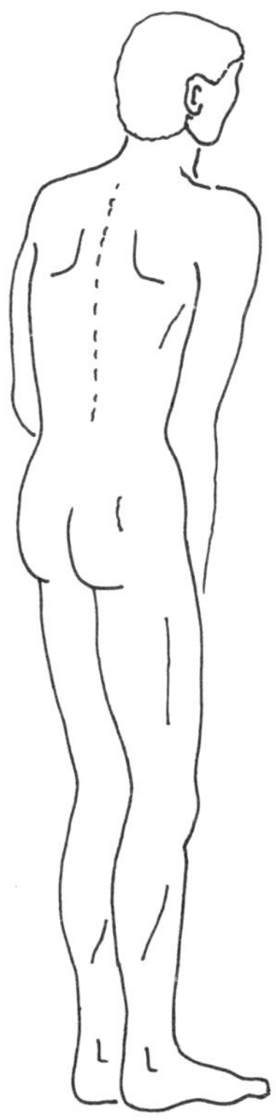

Er erklärte, dass dort, wo er aufgewachsen war, alle Leute einfache Arbeiter gewesen waren mit Ausnahme seiner Eltern. Sie waren Lehrer. Er hatte sehr viel mehr Wissen als die Menschen seiner Umgebung. Um Freunde zu finden, musste er sein Wissen zurückhalten. Er hatte nun festgestellt, dass er das immer noch tat, obwohl es dafür keinen Grund mehr gab. Er spannte die »Pleasing-Muskeln« an im Bemühen, dass andere ihn mochten und akzeptierten. Als er das erkannt hatte, wurde sein Ausschreiten um etwa 30 Zentimeter länger, und er wurde erfolgreicher im Beruf. Bis dahin hatte er es schwer gehabt, gut zu verdienen. Das Bild, das er gemalt hatte, zeigte ihn, wie er mit Zeichnungen unter dem Arm mit großen Schritten in die Welt geht. (Er ist ein Grafiker.) Ich nenne ihn jetzt »Mr. Big Step«.

Fallstudie: Unterdrückte Traurigkeit ausdrücken

Ein Klient kam mit schweren Nacken- und Schulterschmerzen. Er hatte es bereits vergeblich mit Physiotherapie versucht. Ich arbeitete an seinem Nacken und seinen Schultern, besonders an den Muskeln, die verhindern, dass wir weinen. Ich nenne sie die »Traurigkeits-Muskeln«: Die Mm. scaleni und M. omohyoideus. Bei unserer zweiten Sitzung gab es ein komisches Geräusch in seiner Brust. Nachdem das Geräusch ein zweites Mal aufgetaucht war, sagte der Mann mit normaler Stimme: »Das klingt wie ein Schluchzen«. Und dann brach er in tiefes Schluchzen aus. Zu seiner Überraschung tauchten Gefühle auf, die seine Ehe betrafen. Er hatte gar nicht gespürt, wie sehr seine Frau und er sich auseinandergelebt hatten und wie traurig ihn das machte. Dann begann ein Gefühl der Einsamkeit, das lange vor seiner Heirat entstanden war, sich zu zeigen. Ich sah die Reaktion in seinem Körper, bevor er Kontakt zu diesem Gefühl hatte. Das Weinen kam, kurz nachdem sich das Gefühl in seinem Gesicht gezeigt hatte. Danach waren seine Nacken- und Schulterschmerzen weg. So dachte ich, die Behandlung zu beenden, aber er sagte: »Nein, ich will weiter mit Ihnen arbeiten«. Danach sah ich ihn einmal im Monat, drei Jahre lang, und allmählich wurde er ein anderer Mann mit einem anderen Leben. Anfangs, als er kam, war er sehr trocken, steif und unglücklich. Nach und nach wurde er lebendig und kraftvoll. Seine Ehe wurde erheblich besser, vorher hatte er sich vor seiner Frau gefürchtet. Er erklärte: »Ich wünschte, ich hätte Sie vor 30 Jahren schon gekannt«. Ich sagte ihm, dass er vor 30 Jahren vermutlich nicht zu mir gekommen wäre. Der Schmerz braucht eine lange Zeit, bis er erscheint und ebenso lange brauchte dieser Mann, bis er bereit war, seine Barrieren anzuschauen und sich weiterzuentwickeln. Er war Arzt, kannte aber weder seine Gefühle noch den eingeschränkten Ausdruck dieser Gefühle. Es brauchte die Sicherheit der Berührung, um die Gefühle, die Einsichten und deren Möglichkeiten ins Bewusstsein zu bringen.

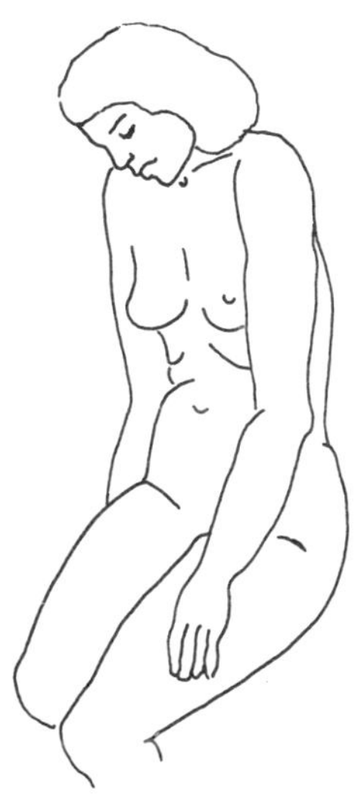

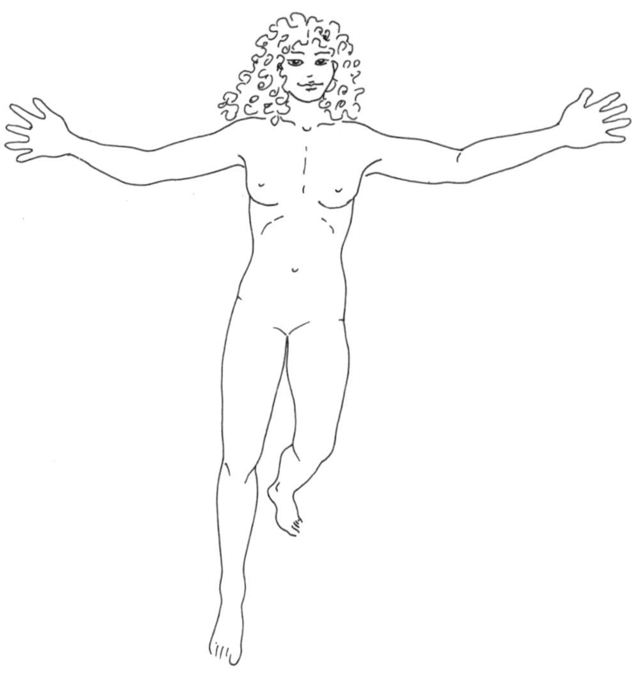

Fallstudie: Unterdrückte Freude zeigen

Ein Mann kam zu mir, der 30 Jahre lang nicht gelacht hatte! Im Laufe der Sitzung erzählte er mir, dass sein Vater gestorben sei, als er sieben Jahre alt war. Er hatte seinen Vater sehr geliebt und war traurig, als er starb. Bei der Beisetzung trugen alle Männer große, schwarze Hüte und schwarze Mäntel, bewegten sich gewichtigen Schritts, nahmen ihre Hüte ab und verneigten sich voreinander. Der Junge fand das lustig und begann zu lachen. Alle wandten sich ihm zu und sagten ihm, wie schrecklich er sei und dass er kein Herz habe und sogar bei der Beerdigung seines Vaters lache. Nachdem das passiert war, hatte er seine Fähigkeit zu lachen verloren. Als er diese Geschichte während der Sitzung erzählte, begann er zu lachen und konnte gar nicht aufhören zu lachen. Es schien, dass alles Lachen, das er in 30 Jahren nicht gelacht hatte, aus ihm herausbrach. Er war so erleichtert, und es umgab ihn eine Art Schwerelosigkeit. Nach all diesen Jahren gab es jetzt wieder Freude für ihn. Das geschieht auch oft bei Klienten, die viele Jahre Schmerz und Trauer unterdrückt haben, wenn die Gefühle endlich aus ihnen herausbrechen.

Barrieren gegen die Intimität

Viele Leute sagen, ihre Ehen und Partnerschaften hätten sich verbessert, sowohl sexuell wie emotional, nachdem sie mit der Rosen-Methode behandelt worden seien. Die Menschen können dann nämlich ihrem Körper die volle Funktion erlauben, sobald die Spannung des Zurückhaltens wegfällt. Das gibt mehr Lebensenergie und das zeigt sich im vitalsten Ausdruck der Intimität, der Sexualität. Menschen kommunizieren offener miteinander, dadurch wächst die Nähe zwischen ihnen.

Ich sage oft, dass unsere Liebesfähigkeit unter einer Verspannung im Rücken verborgen liegt, hinter unserem Herzen. Ich nenne diesen Punkt »Siegfried-Punkt« oder den »Verrat-Punkt«. Das stammt aus einer deutschen Sage: Siegfried hatte im Blut eines Drachens gebadet. Das machte seinen Körper unverwundbar – bis auf eine Stelle an seinem Rücken hinter seinem Herzen, auf die ein Lindenblatt gefallen war. Hagen, sein vermeintlicher Freund, erfuhr durch Heimtücke diese Stelle von Kriemhild, Siegfrieds Frau. Er jagte einen Speer durch die ungeschützte Stelle und tötete Siegfried. Menschen, die verraten worden sind, benutzen die Verspannung hinter ihren Herzen als Schutz. Das bewahrt sie davor, dass ihnen Menschen zu nahe kommen. Sie halten den Atem an, während sie auf den nächsten Verrat warten. Sie werden tatsächlich häufig verraten, denn sie gehen mit dieser Erwartungshaltung durchs Leben. Sobald ihnen das klar wird, ändert sich ihr Leben dramatisch.

Fallstudie: Intimität

Eine 85-jährige Frau hatte während ihrer Ausbildung zur Praktizierenden eine Sitzung bei mir. Ihr Körper war, als wäre er aus Eisen. Ich wusste nicht, ob ich dieser Frau näherkommen durfte. Ich arbeitete in dem Bereich hinter ihrem Herzen und sagte zu ihr: »Das ist die Stelle, die wir schützen, wenn unsere Liebe verraten worden ist. Es ist der ›Verrat-Punkt‹, der Siegfried-Punkt, die Stelle für unerwarteten Verrat durch einen Menschen, dem wir völlig vertrauten.« Nachdem sie das hörte, entspannte sich die Frau und ihre Atmung erreichte den Rücken. Am nächsten Tag im Kurs legte sie ihre Arme um mich und sagte: »Danke, dass Sie mich gesehen haben.« Sie begann weicher zu werden und knüpfte auch zu den anderen Kursteilnehmern neue Kontakte. Sie war ganz verändert, eine freundliche, warmherzige Person, die auf andere zuging und bereit war, sich mitzuteilen. Auch ihr Aussehen veränderte sich, es gab so ein Glitzern in ihren Augen. Obwohl ich einen ganz allgemeinen Hinweis gegeben hatte, bedeutete das sehr viel für sie. Sie war enttäuscht worden, hatte sich verschlossen und nicht mehr geöffnet bis zu meinem Hinweis. Sie fühlte sich erkannt, weil sie sich selbst erkannte. Sie ist nicht mehr einsam, sondern hat Freunde, berührt andere und wird berührt. Jetzt spart sie ihr Geld das ganze Jahr über, um in unseren Kurs kommen zu können. Es ist der Höhepunkt des Jahres für sie. Und sie hat uns gezeigt, dass es für Veränderungen niemals zu spät ist.

Die geeignete Berührung zum Überwinden von Barrieren

Die Rosen-Praktizierenden berühren die Barrieren im Körper der Klienten. Selbst wenn die Erfahrung hinter den Barrieren für den Klienten aufrührend und erschreckend ist, ist es gut, dort erkannt zu werden. Es gibt das Gefühl, einen Verbündeten zu haben, der an unsere Seite geeilt ist, um anzuschauen, was da ist. Manchmal öffnen sich diese Bereiche nicht oder sie öffnen sich nur langsam. Aber in diesen Bereichen für eine Weile zu bleiben, scheint sehr wichtig zu sein. In einer anderen Sitzung kommen wir erneut an diese Barriere, und vielleicht kann sie weicher oder gelöster werden. Wichtig ist, nicht vor den Barrieren zurückzuschrecken.

Barrieren sind die Stellen, an denen wir tiefer gehen mit unseren Händen und mehr Druck ausüben – nicht um diese Stellen zu fixieren, sondern um die Aufmerksamkeit der Klienten darauf zu lenken, wie vollkommen geschützt diese besondere Erfahrung ist. Wir müssen den Grund dafür gar nicht wissen; es reicht, wenn wir an diesen Stellen bleiben und tief mit unseren Fingern hineingehen. Aber tief hineingehen heißt nicht Eingriff. Wenn diese Stellen berührt werden, soll es sich immer gut anfühlen. Wir arbeiten niemals so tief, dass es den Menschen wehtut, denn wenn es sie schmerzt, schützen sie sich nur noch mehr. Deswegen ist es äußerst wichtig, nicht zu tief zu arbeiten und den Klienten dabei wehzutun. Besser ist es, sie mit unserer Berührung so zu erreichen, dass sie diese tiefen Stellen in sich selbst erfahren. Ein Ziel der Rosen-Methode ist es, dass Klienten sich ihrer Muskelverspannung bewusst werden.

Arbeiten mit Grenzen

Praktizierende entwickeln die Fähigkeit, auf unterschiedliche Weise zu berühren. Manche Klienten können Berührungen erst einmal nicht aushalten, obwohl sie in die Sitzung gekommen sind, um berührt zu werden. Diese Klienten berühren wir mit besonderem Respekt und sehr viel Vorsicht, so wie es gut für sie ist, denn wir spüren die tieferliegenden Probleme, die sie in unsere Behandlung führten. Wir erkunden diese Probleme behutsam mit ihnen.

Fallstudie: Grenzen

Ein Mann kam mit Rückenschmerzen in die Sitzung, aber sein wirkliches Leiden schien mit großer Ängstlichkeit zusammenzuhängen. Kurz nachdem ich meine Hände auf ihn gelegt hatte, fuhr er mich an: »Nehmen Sie Ihre verfluchten Hände von mir!« Ich wartete einen Moment und dann nahm ich langsam meine Hände weg. Ich fragte ihn: »Wussten Sie, dass es bei der Rosen-Methode um Berührtwerden geht?« Er bejahte das. Ich fragte ihn, ob es irgendeinen Teil seines Körpers gebe, den ich berühren dürfe. Er antwortete, ich könne es an seinen Schultern probieren. Ich weiß, dass ich Menschen ganz unpersönlich und ohne Anschein von Mitgefühl berühren kann. Das tat ich bei ihm. Es war eine ganz schlichte Berührung, und die konnte er aushalten. Während meine Hände auf seinen Schultern lagen, begann er von seiner Mutter zu sprechen, die sehr aufdringlich gewesen war. Er musste auf der Hut sein, um zu überleben. Ich ließ meine Hände auf seinen Schultern und bewegte sie während der ganzen Sitzung nicht, während er weitersprach. Bei der nächsten Sitzung gab er mir mehr Möglichkeiten. Ich durfte seinen Rücken berühren, aber nicht sein

Becken. Bei der dritten Sitzung hatte er genug Vertrauen, so dass ich ihn überall dort berühren konnte, wo ich Verspannungen fühlte. Von da an verliefen die Sitzungen mit ihm wie die mit anderen Klienten.

Das Vertrauen der Klienten zu gewinnen, ist absolut notwendig, besonders in Situationen wie jener in der Fallstudie. Wir überschütten sie nicht mit Freundlichkeit und überreden sie nicht zu weiteren Berührungen. Wir warten, bis sie dazu bereit sind und lassen uns gleich zu Beginn von ihnen sagen, wo sie berührt werden wollen und wo nicht. Klienten werden respektiert und bestärkt darin, ihre eigenen Grenzen zu setzen – wie sie es als Kinder eben nicht erlebt haben.

Das Gegenteil davon ist jemand, der die Kontrolle behalten will. Kontrolle ist sein Problem. Bei dieser Art von Menschen müssen wir einfach sagen: »Ich verstehe, Sie möchten, dass ich an einer anderen Stelle arbeite. Das werde ich tun, aber zuvor muss ich hier an dieser Stelle, die ich gewählt habe, fertig sein.« Praktizierende lassen sich nicht herumkommandieren. Das ermöglicht den Klienten, uns zu vertrauen.

Manche Klienten lenken unsere Aufmerksamkeit ab – weg von der Stelle, an der wirklich etwas mit ihnen geschehen könnte. Sie können auch nicht für längere Zeit an einer Stelle berührt werden. Sie sagen gleich, es tue ihnen etwas weh oder klagen, die Art unserer Berührung sei nicht richtig. Sie sind nie zufrieden und unser Weg, ihnen Respekt zu zeigen, ist, dass wir ihnen widersprechen. Sie wollen die Kontrolle haben, das behindert sie aber in ihrem Wunsch, die eigenen Barrieren zu finden. Während sie die Praktizierenden herumdirigieren, können sie sich selbst innerlich nicht fühlen. Das ist ihre Art der Verteidigung. Es ist die schwierigste Situation für unerfahrene Praktizierende. Sie müssen lernen, wann sie ihre Hände wegnehmen müssen und wann sie das Kommando übernehmen dürfen. Manchmal sagen wir diesen Klienten, das ist nun mal die Art, wie wir behandeln und vielleicht wäre es besser, sie gingen woanders hin. Davor schrecken sie meist zurück, denn eigentlich wollen sie nicht, dass wir uns zurückziehen. Manchmal haben sie einfach nur getestet, ob die Praktizierende wirklich bei ihnen bleiben will. So sagen wir ihnen, dass wir weitermachen, wenn sie uns eine Chance geben.

Manche Klienten sind sehr früh von ihrer Mutter getrennt worden. Die Berührung der Praktizierenden können sie als zu intim empfinden. Sie verlangen danach, können es aber nicht aushalten. Wir gehen langsam vor, erkunden und arbeiten manchmal beharrlich an einer Stelle. Mitgefühl wird durch die Hände weitergegeben. Praktizierende finden, spüren nach, halten und berühren sie in einer Weise, die ihnen hilft, ihre Liebe zu fühlen. Es ist eine sehr persönliche Berührung, die mit dem Klienten Verbindung aufnimmt und die durch die Hände der Praktizierenden kommt. Das machen wir nicht am Beginn einer Sitzung, wenn es hauptsächlich darum geht, durch Berührung Informationen zu bekommen. Aber im weiteren Verlauf bleiben wir an einer Stelle, bis es zur Öffnung kommt. Wir berühren mit unserem ganzen Wesen. Verschiedene Menschen reagieren auf verschiedene Weise. Wir tragen dieser Verschiedenheit Rechnung, indem wir da bleiben, wo die Menschen in ihrem Prozess sind – wir können nicht darüber hinausgehen: Zu jeder Zeit bekommen wir die Hinweise für die Art unserer Arbeit von den Klienten.

Indem wir durch unsere Präsenz mit unseren Händen Verbundenheit zeigen, scheinen wir selbst berührt zu werden – und das sind sehr erfüllende Sitzungen für Klienten als auch für Praktizierende. Es ist sehr wichtig, dass Praktizierende ihr eigenes inneres Grenzsystem entwickeln, damit sie ihren Klienten erlauben können, eigene Erfahrungen zu machen, ohne sie zu beeinflussen. Es ist eine Beziehung in zwei Richtungen, und Praktizierende müssen sich ihrer selbst sicher sein.

Das ist der Grund, weshalb bei der Rosen-Ausbildung so viel Wert auf den eigenen Entwicklungsprozess der Praktizierenden gelegt wird. Wir arbeiten mit Mitgefühl und bleiben neutral. Leute fragen manchmal, ob Praktizierende die Gefühle der Klienten aufnehmen. Ich verneine das. Wir können Klienten gestatten, ihre eigenen Gefühle zu haben, und die sind ganz anders als die der Praktizierenden. Wir können mitfühlend sein, ohne uns selbst zu verlieren. Was Praktizierende berührt, stammt aus ihren eigenen Erfahrungen und nicht von den Erfahrungen der Klienten. Wird unsere eigene Geschichte berührt, bemerken wir das und beschäftigen uns damit in unserer persönlichen Arbeit. Was immer den Klienten widerfahren ist, ist ihre Erfahrung. Sie haben sie überlebt; indem sie sich an sie erinnern, haben sie eine bessere Chance, damit umzugehen.

Mitteilen der Wahrheit und Öffnung

Wenn du hervorbringst, was in dir ist,
wird dich das, was du hervorbringst, retten.
Wenn du nicht hervorbringst, was in dir ist,
wird dich das, was du nicht hervorbringst, zerstören.

Jesus im Thomas-Evangelium, Psalm 70

Ich dachte, die oben genannten Sätze stammten von mir, bis mir jemand sagte, es seien Worte Jesu aus dem Thomas-Evangelium. Manchmal sprechen bei Rosen-Behandlungen Menschen über etwas, über das sie nie zuvor gesprochen haben. Das gilt auch für das »Sharing« (das Sich-Mitteilen in der Gruppe) während der Ausbildung. Studierende, die im Sharing zuhören sind emotional berührt, wenn sie selbst entsprechende Erfahrungen gemacht haben. Das hilft ihnen in ihrer Bereitschaft sich mitzuteilen. Selbst wenn manche Studierende es vorziehen, still zu bleiben, treten Gefühle zutage und es werden Einsichten gewonnen. Es ist nicht unbedingt wichtig zu sprechen; selbst nur in Berührung zu sein mit der eigenen Erfahrung, macht eine körperliche Veränderung möglich. Wir atmen und entspannen und werden lebendiger auf sehr körperliche Art, wohingegen das Zurückhalten uns leblos macht und uns körperlich und seelisch zerstört.

Es ist wichtig für uns als menschliche Wesen, dass wir uns mitteilen. Wir können spüren, dass in unserem Inneren ein bestimmtes Gefühl ist, aber andere Menschen spüren das nicht, wenn wir es ihnen nicht zeigen. Wenn Leute sagen: »Mein Mann nimmt mich gar nicht wahr«, frage ich: »Teilen Sie sich ihm mit? Sagen Sie ihm, wie Sie sich fühlen?« Die Antwort ist oft: »Nein.« Praktizierende verstehen Klienten, denn wir berühren sie dort, wo sie verspannt sind und sich schützen. Wurden Klienten in ihren jüngeren Jahren verletzt, dann bleibt dieser Schutzwall in ihnen, obwohl sie ihn nun gar nicht mehr brauchen, aber er bildet eine Barriere gegen Intimität. Schutzwälle können wie Rucksäcke sein, voller unverarbeiteter Gefühle, und sie verdecken den Menschen. Trifft der Rucksack eines Menschen auf den eines anderen, können sie sich niemals nahe kommen, es sei denn, sie nehmen ihre Rucksäcke ab.

Ist die Zeit reif, können Rosen-Praktizierende ihre Klienten fragen, ob es für sie immer noch wichtig ist, sich vor Menschen oder Umständen, in denen sie leben, zu schützen. Könnten sie ohne ihren Schutzwall leben? Brauchen sie diesen Schutz für ihre derzeitige Partnerschaft? Wenn das nicht der Fall ist – was ist dann früher geschehen? Diese Art Fragen rühren oft an Verletzungen aus längst vergessener Vergangenheit. Wir können Menschen lange Zeit kennen und sie sogar behandeln und trotzdem niemals herausfinden, wo die wahre Verletzung liegt.

Der Prozess, Barrieren abzubauen, braucht manchmal lange Zeit. Was Rosen-Praktizierende vor allem brauchen, ist endlose Geduld. Wenn wir bei einem Klienten schon fast resignieren und er trotzdem weiterhin kommen möchte, werden wir ihn weiterbehandeln. Ein Beispiel: In Schweden arbeitete eine Praktizierende vier Jahre lang mit einem Klienten, und sie wollte aufhören, denn nichts schien voranzugehen. In der nächsten Sitzung wollte sie dies dem Klienten mitteilen, aber er kam nicht – zum ersten Mal in vier Jahren! Sie hatte mit mir über die Situation gesprochen, und ich hatte ihr geraten, weiter zu behandeln, wenn der Klient das wolle. In der darauffolgenden Woche kam er wieder zu einer Sitzung, und da war bei ihm plötzlich eine Bereitschaft da, sich auf seine Gefühle einzulassen. Es zeigte sich ein ganz anderer Mensch, mit dem sie nun arbeiten konnte. Als Praktizierende müssen wir lernen, geduldig zu sein und uns keine Vorwürfe zu machen, wenn die Arbeit nicht vorangeht. Jede Sitzung ist ein neuer Anfang, ein neuer Weg, um den Menschen unter unseren Händen zu sehen und zu erfühlen. Wir nehmen nichts für selbstverständlich. Manchmal zeigt sich von einer Sitzung zur nächsten eine ganz andere Seite des Klienten; das kann sehr verwirrend sein, denn manche Menschen sind Experten im Sich-Verstecken. Wir arbeiten dann mit der Person, die gerade eben sichtbar geworden ist.

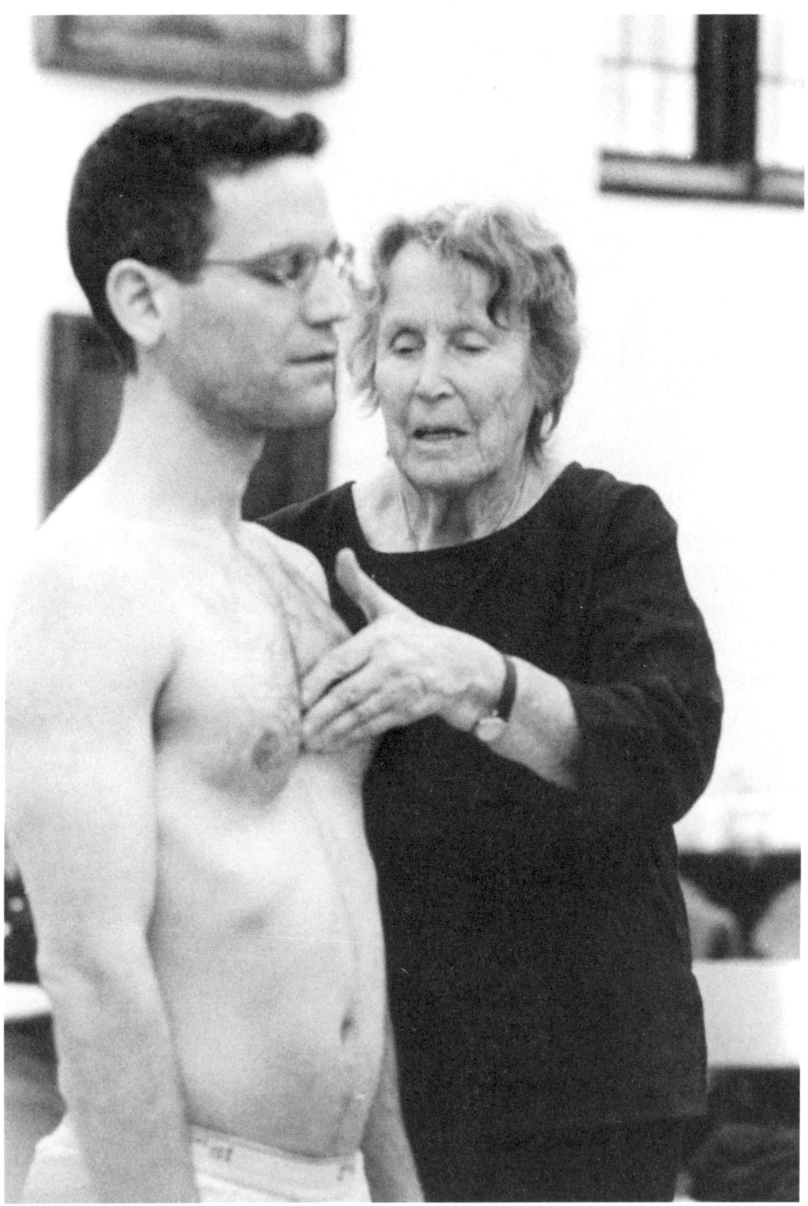

Kapitel 8

Körperlicher Schmerz und seelische Pein

Schmerz als ein Symptom

Ich glaube, Schmerz ist wie ein Freund, der sagt: »Es geht mir nicht gut, und ich muss mich darum kümmern.« Schmerz führt oft dazu, dass Menschen sich der Körperarbeit nach der Rosen-Methode zuwenden; wenn ihre Schmerzen durch die Behandlung vergangen sind, dann haben sie auch verstanden, dass dieser Schmerz eine Funktion hatte. Auch wenn der Schmerz weg ist, möchten sie meist die Behandlung fortsetzen, um herauszufinden, was der Grund war. Klienten können weitere Schmerzen verhindern, wenn sie damit in Kontakt bleiben. Statt den Schmerz als etwas anzusehen, das ausgehalten werden muss, beginnen sie zu fragen: »Warum habe ich diese Schmerzen? Was tut mir wirklich weh? Was ist passiert?« Statt sich als Opfer zu fühlen, können sie Einfluss nehmen und zu ihrem Wohlbefinden beitragen, indem sie auf ihre eigene Entwicklung schauen. Klienten bleiben engagierter, wenn sie für sich Verantwortung übernehmen.

Fallstudie: Schmerz (1)

Eine Frau Ende siebzig kam zu mir. Der Arzt hatte ihr ein künstliches Hüftgelenk vorgeschlagen. Sie wollte vor der Operation noch die Rosen-Methode ausprobieren. Als ich meine Hände auf sie legte, spürte ich Verspannungen in ihrem ganzen Körper. Als ich sie nach ihrem Leben fragte, antwortete sie, dass es wunderbar sei und alles bestens stünde. Später in der Sitzung sprach sie von jemandem, den sie unterstützt und der sie hintergangen hatte. Als sie davon sprach, begann sie zu weinen, leugnete aber im selben Moment ihr Weinen.

Ich sagte: »Na ja, hier ist es nass« und zeigte auf das Laken, auf das ihre Tränen gefallen waren. Als sie zu fühlen begann, wie sehr der Verrat sie getroffen hatte, entspannte sie sich. Am Ende der Sitzung stand sie auf, zog sich an, ging weg, und sie schwang ihren Stock, statt ihn als Stütze zu benutzen. Das war vor elf Jahren, und die Hüftoperation war nicht mehr nötig. Wann immer sie einen Anflug von Schmerz hat, kommt sie zu einer Sitzung und ist leicht zu behandeln. Sie hat seit damals ein normales, gesundes, erfülltes Leben geführt, ist gereist, wandert und tanzt. Sie begann mit 88 Jahren an einem Rosen-Bewegungskurs (Rosen Movement) teilzunehmen und ist jetzt mit 90 noch sehr aktiv.

Ich glaube, durch das Lösen der Verspannungen im Körper kann viel Schmerz vermieden werden. Die Gelenke brauchen Platz, um sich richtig bewegen zu können. Wenn die Muskeln um die Gelenke sich verspannen, werden die Knochen zu nahe zueinander gezogen und die Bewegungen beginnen zu schmerzen. Die Oberflächen der Knochen reiben sich, statt sich aneinander vorbeizubewegen. Je mehr ein Gelenk schmerzt, um so weniger will der Klient es bewegen. Die Produktion der synovialen Flüssigkeit wird gestoppt, denn sie ist abhängig von der Bewegung, und deshalb wird das Bewegen des Gelenks noch schwieriger. Das Gelenk mit Gewalt bewegen zu wollen, erzeugt mehr Schmerz und Verspannung. Durch die Entspannung der Muskeln rund um das Gelenk können wir das Gelenk wieder zum Funktionieren bringen, und der Schmerz verschwindet. Wenn sich die Muskeln um das Gelenk entspannen, ist es hilfreich, den zugrundeliegenden emotionalen Zusammenhang herauszufinden, der die Muskeln zum Zusammenziehen veranlasste; sonst bleiben sie nicht entspannt.

Fallstudie: Schmerz (2)

Eine Frau Mitte siebzig kam mit ständigen starken Schmerzen vom Nacken zum Kopf in den Bewegungskurs (Rosen Movement). Sie konnte kaum ihren Kopf bewegen, er war wie fest angeschraubt. Die Ärzte sagten, sie könnten ihr nicht helfen. Ich versuchte gar nicht, irgend etwas mit meinen Händen zu tun. Sie besuchte den Rosen-

Bewegungskurs einmal in der Woche einige Monate lang. Ich bemerkte, dass sie sich jedes Mal, wenn sie in die Stunde kam, im Schulter- und Halsbereich ein bisschen besser bewegte. Nach sechs Monaten kam sie zu mir, um mir zu sagen, ihre Schmerzen seien verschwunden und sie könne ihren Kopf wieder bewegen. Ich weiß nicht, was gefühlsmäßig mit ihr geschehen war, außer dass sie anfangs nicht mehr leben wollte, aber wieder ins Leben eintrat, als sie in unseren Bewegungskurs kam. Das ist ein Beispiel dafür, wie Gelenke sich durch Bewegung verjüngen können und wie das wiederum das Leben beeinflusst.

Psychosomatische Erkrankungen

Psychosomatische Erkrankungen werden definiert als eine Gesundheitsstörung, die körperliche Symptome zeigt, aber geistige oder seelische Ursachen hat. Oft sind es langanhaltende Schmerzen, für die kein Arzt eine Erklärung findet. Keine Pillen, Medikamente oder Therapien scheinen zu helfen. Erst wenn die Menschen den wahren Schmerz fühlen, den Schmerz, den sie sich nicht gestatteten, erst dann kann die Krankheit überwunden werden. Ein Mensch muss die Verbindung zwischen dem körperlichen Schmerz und der seelischen Pein spüren.

Fallstudie: Magenschmerzen

Ein Priester kam mit chronischen Magenschmerzen zu mir. Sein Körper wirkte nicht sehr lebendig. Er wurde eng zusammengehalten, wirkte aber wie ein viel größerer Körper, der auf kleinem Raum zusammengedrückt war. Er bestand darauf: »Ich bin gern, so wie ich bin. Ich mag meinen kleinen Raum.« Während wir weitersprachen, signalisierte sein Körper: »Ich brauche Platz!«, obwohl sein Kopf das verneinte. Ich fuhr mit meiner Arbeit fort, und sein Körper weitete sich. Zwei Wochen später wurde ihm der Rang eines Bischofs angeboten und er nahm an. Als er das tat, begann sich sein Leben zu wandeln, und er wurde bekannt in ganz Finnland. Er begann zu reisen, hielt öffentliche Reden und trat auch an großen Orten auf. Er kam später wieder zu mir und fragte mich: »Woher wussten Sie, dass ich gar nicht so klein sein wollte?« Ich sagte ihm, ich hätte das nicht gewusst, sein Körper hätte es mir verraten. »Ihr Körper sagte mir, er brauche mehr Platz, als Sie ihm zugestanden. Ihr Körper hatte zu wenig Raum, und für Sie war es wichtig, sich ausdehnen zu können. Ihr Körper schien die Enge nicht zu mögen und funktionierte nicht optimal. In Ihrem Wesen sind Sie ein sehr großzügiger Mensch.« Er konnte sich aus seinen Einengungen lösen und wurde auf allen Ebenen ein ausgefüllter Mensch. Ich denke nicht, dass das ohne die Sitzungen hätte geschehen können.

Oft können Menschen selber spüren, wo sie körperlich blockiert sind, besonders, wenn die Muskeln um Nacken und Schultern verspannt sind und das unterdrücken, was verborgen ist. Als ich als Phyiotherapeutin arbeitete, erlebte ich, dass Klienten zu sprechen oder auch zu weinen begannen – über sehr persönliche Dinge. Das passierte häufig, wenn ich an Nacken und Schultern arbeitete. Anfangs verstand ich nicht, warum sie mir soviel anvertrauten. Dann erkannte ich, es musste wohl eine Art von Zurückhaltung sein, die sich löste, wenn ich meine Hände in diesem Bereich hatte. Wie ich feststellte, verspannen Menschen ihren Nacken und ihr Zwerchfell gleichzeitig. Ich sah, wie viele Bereiche unseres Körpers wir in Anspruch nehmen, um unsere Gefühle zu unterdrücken. Ich bin überzeugt, wenn wir dies tun, bilden sich auch andere Störungen im Körper wie z.B. Magenschmerzen, Brustschmerzen, Heiserkeit und Kopfschmerzen.

Fallstudie: Migräne

Eine Frau klagte darüber, dass sie seit 30 Jahren täglich Kopfschmerzen habe. Sie war überall verspannt: Hals, Rücken und Zwerchfell. Ich fragte sie, wann die Migräne begonnen hätte, und sie antwortete, als sie vom Fahrrad gefallen sei, aber es gab keine Atmung in ihrem Körper, als sie das sagte. Ich sagte ihr, nach dem Sturz hätte sie vielleicht ein paar Tage Kopfschmerzen haben können, aber nicht 30 Jahre lang. »Was war sonst geschehen?« »Ich trennte mich von meinem Freund«, sagte sie, und wieder konnte ich keine Veränderung in ihrer Atmung feststellen. Aber nach ein paar Minuten begann sie zu weinen und sie sagte, sie habe eine Abtreibung gehabt, und dann reagierte ihr Körper. Aber ihre Atmung war immer noch nicht voll, deshalb fragte ich weiter. Was hat der Mann damals dazu gesagt? Sie erzählte mir, sie habe das geheimgehalten, weder ihm noch sonst jemandem etwas davon gesagt. Es war alle diese Jahre ein Geheimnis gewesen. Sie sagte mir, es vergehe kein Tag, an dem sie nicht mit dem ungeborenen Wesen spräche und den Verlust fühle. Sie schluchzte tief, begann sich zu entspannen und zu atmen, und ihr Körper füllte sich mit Leben. Sie fasste sich an den Kopf und stellte fest, dass ihre Kopfschmerzen zum ersten Mal seit 30 Jahren weg waren. Sie kamen auch in den nächsten Tagen nicht wieder. Die Frau öffnete sich von da an für die Liebe und die Unterstützung, die ihr zuteil wurde.

Fallstudie: Rückenschmerzen (1)

Eine Frau war mit ihren Rückenschmerzen bei vielen Ärzten gewesen, doch sie konnten die Ursache für ihr Problem nicht finden. Die Schmerzen hatten begonnen, als sie Skilaufen war und von einem einsamen Platz aus allein auf Skiern zur Hütte zurückmusste. Sie erzählte, dass sie eigentlich mit ihrem Freund diese Skitour habe machen wollen, aber in letzter Minute habe er abgesagt. Er habe den Rucksack tragen sollen, der zu schwer für sie war, auch kannte er das Gelände viel besser als sie. Sie kehrte heil zurück, aber es war einfach zu viel für sie allein gewesen. Ich fragte, ob sie meine, es sei die Schuld ihres Freundes. Sie antwortete: »Er kam nicht mit, und er trennte sich von mir.« Sie begann zu weinen und erkannte, wie verlassen sie sich gefühlt hatte. Dabei entspannten sich ihre Rückenmuskeln, und die Schmerzen vergingen.

Fallstudie: Rückenschmerzen (2)

Ein Mann kam mit Rückenschmerzen, die er schon seit einigen Monaten hatte. Er sagte, er habe sie bekommen, als er sich gebückt und eine Zeitung vom Boden aufgehoben hätte. Ich fragte ihn, ob irgend etwas geschehen sei, und er verneinte das. »Wie oft haben Sie eine Zeitung aufgehoben?« »Sehr oft.« »Wie konnte es dann dieses Mal zu Rückenschmerzen führen, die nicht mehr weggehen?« Der

Mann antwortete: »Ich trennte mich damals von meiner Freundin, aber es machte mir nichts aus. Ich war froh, dass ich sie los war.« Nachdem ich eine Weile gearbeitet hatte, spürte er, wie allein er sich fühlte und wie sehr er sie sich zurückwünschte. Dann kam mehr Atem. Seine Verspannung war hauptsächlich im Zwerchfellbereich, und das wirkte sich auf seinen unteren Rücken aus. Ich arbeitete an seinem Rücken und am Zwerchfell, an seinem vorderen Brustkorb und seinem Nacken. Die Verleugnung brachte den Schmerz, nicht das Ereignis selbst. Er hatte sich nicht erlaubt, sich einzugestehen, dass er seine Freundin vermisste, aber als er es akzeptieren konnte, entspannte er sich.

Krankheit und das Immunsystem

Das Immunsystem reguliert die Widerstandskraft des Körpers gegen Krankheiten. Candace Pert (Molecules of Emotion, New York: Simon & Schuster, 1997) hat herausgefunden, dass Menschen, die anderen vertrauen, offen sind und sich mitteilen, bessere Abwehrkräfte haben. Das ist ein Teil der Rosen-Methode: Menschen dabei zu unterstützen sich zu öffnen, sie zu ermutigen, über das zu sprechen, was sie zurückhalten. Ich behaupte, Menschen, die das tun, werden gesünder. Muskelverspannungen stören die Funktionen des Körpers. Verspannung des Zwerchfells führt zum Druck im Bauchraum. Wegen dieses Drucks müssen alle Organe schwerer arbeiten, und ihre Funktionen werden behindert. Das Zwerchfell hat Fasern, die mit dem Herzbeutel (pericardium) verbunden sind, deswegen beeinflusst eine Verspannung des Zwerchfells auch das Herz. Dasselbe gilt für die Muskulatur des Brustkorbs, besonders vorn: die Mm. transversus thorasic, die Mm. pectorales und die Mm. intercostales. Manche Menschen klagen über Herzschmerzen, obwohl das, was sie spüren, eine Verspannung der Muskeln im Brustkorb ist. Um diese Muskulatur zu lösen, muss der Mensch in Kontakt kommen mit dem, was er dort festhält oder vor sich selbst verbirgt.

Es gibt einen anderen Faktor, der das Herz beeinflusst, und das ist die Atmung. Der Körper braucht Sauerstoff, um zu funktionieren.

Das Herz verteilt den Sauerstoff in den Blutkreislauf. Es ist sehr wichtig, dass die Lungen genug Sauerstoff bereitstellen, damit mit jedem Atemzug ausreichend Sauerstoff im ganzen Körper verteilt wird. Wenn der Brustkorb sehr verspannt ist, können wir mit einem Atemzug nicht genug Sauerstoff aufnehmen. Deswegen muss das Herz mehr arbeiten, um genügend Sauerstoff im Körper zu verteilen. Ist der Brustkorb aber weit und die Luft kann leicht hineinströmen, gibt es keine Schwierigkeiten. Das ist besonders deutlich zu sehen, wenn Menschen Übungen machen. Wir lassen sie bestimmte Übungen machen, die den Brustkorb weiten und sie nicht außer Atem bringen. Das Herz kehrt auch nach anstrengenden Übungen schnell zu seinem normalen Rhythmus zurück. Ist aber der Brustkorb verspannt, schnappen Menschen schnell nach Luft. Sie ermüden, und ihr Herz schlägt viel länger ganz schnell. Mit dem Weiten des Brustkorbs unterstützen wir also die Funktion des Herzen. Die Menschen sagen mir, sie können länger und leichter laufen, ohne zu ermüden. Sie haben größeres Durchhaltevermögen. Nach meiner Erfahrung haben Menschen mit zusammengezogenem Brustkorb häufiger Herzprobleme als andere.

Herzprobleme

Ich glaube nicht, dass wir ein geschädigtes Herz heilen können, aber die Rosen-Methode kann präventiv eingesetzt werden. Menschen klagen über das, was sie »Herzschmerz« nennen. Aber ihr Herz funktioniert – der Schmerz kommt vom Zurückhalten der Gefühle.

Wenn wir eine Neigung zu einer Herzkrankheit bemerken, können wir helfen, den Brustkorb zu weiten und den Druck vom Herzen zu nehmen. Das kann bei manchen Menschen Herzattacken verhindern. Ich wünschte, die Mediziner würden die Rosen-Methode als Prävention einsetzen. Vorbeugung ist viel besser als auf Krankheitssymptome zu warten, um sie dann zu heilen. Alles emotionale Zurückhalten kann das Herz beeinflussen. Wenn Praktizierende Klienten sehen, die unter Migräne leiden, können sie ihnen helfen, ihre Verspannungen in Schulter und Nacken zu lösen. Das verhindert den Kopfschmerz. Während unsere Hände die verspannten Muskeln berühren, helfen wir ihnen, sich bewusst zu werden, was sie emotional unterdrücken. Dadurch kann ihnen auch bewusstwerden, wie ihre Einstellungen Kopfschmerzen hervorrufen können.

Leute fragen, wie sie vermeiden können, so zornig zu werden. Praktizierende antworten, dass sie durch das Ausdrücken von Gefühlen und das Zeigen des Schmerzes nicht mehr explodieren müssen. Indem sie sich trauen, ihre Gefühle auszudrücken, finden sie Erleichterung. Sie können vielleicht spüren: »Mein Herz ist schwer.« »Ich habe zu viel auf meinen Schultern.« Sie lernen, auf ihren Körper und ihre Gefühle zu hören und können etwas gegen die Beschwerden tun. Wenn die Belastung der Menschen zu groß ist, können sie um Hilfe bitten. Wenn ihre Herzen schwer sind, können sie ihr Leid mitteilen. Wenn sie alles für sich behalten und sich weigern, es zur Kenntnis zu nehmen, wird es nur schwerer.

Fallstudie: Beengtes Herz

Zu mir kam ein Mann mit dem verspanntesten Brustkorb, den ich je gesehen habe. Ich sagte zu ihm: »Ich würde keine zehn Cent auf Ihr Leben setzen, wenn Ihr Brustkorb in diesem Zustand bleibt.« Es war offensichtlich, er konnte nicht so weiterleben mit diesem eisenharten Brustkorb und kaum einer Atmung. Ich wollte ihn aufrütteln, ihn konfrontieren, damit er etwas für sich täte, denn ich fühlte, er war in Gefahr. Er sagte, er habe manchmal »Herz-Zwischenfälle«, nichts Ernstes. Aber ich fühlte die Enge seiner Brust; sein Herz konnte in dieser Enge nicht funktionieren, und so arbeitete ich daran. Bald verschwanden seine Beschwerden und sein Leben begann sich zu verändern. Sein Verhalten seiner Frau und seiner Familie gegenüber wurde liebevoller, und er widmete sich ihnen mehr. Er spürte, dass er sich bisher nicht erlaubt hatte, Liebe zu fühlen. Der Grund für die Veränderung seines Lebens war nicht wirklich wichtig. Wichtig war nur, dass es diese Veränderung gab. Manchmal erfahren wir die Ursache einer Verspannung, manchmal nicht. Aber wir sehen das Ergebnis.

Asthma

Manche Asthmaformen, die z.B. durch Allergien auf Katzen, Staub oder Gräser hervorgerufen werden, haben chemische Ursachen, und da können wir nichts tun. Manchmal hat Asthma aber emotionale Gründe, und dann ist es mit der Rosen-Methode gut zu behandeln. Wir arbeiten meistens am Zwerchfell, denn bei einem Asthmatiker ist das Zwerchfell oft extrem angespannt. Kann jemand keine Luft bekommen, bringt die Entspannung des Zwerchfells meist sofortige Erleichterung, selbst wenn man sich nicht um die emotionalen Gründe für diesen Zustand kümmert. Die besten Ergebnisse gibt es aber, wenn dem Klienten der emotionale Hintergrund seiner Krankheit bewusst wird, so dass die Symptome verschwinden können. Menschen mit Asthma haben Angst, zu wenig Luft zu bekommen, und behalten die verbrauchte Luft in den Lungen, obwohl sie dadurch zu wenig Sauerstoff bekommen. Sie haben Angst, das loszulassen, was sie haben, und deshalb kann nichts Neues dazukommen. Es ist wichtig, dass man ihren Zustand anspricht, um sie wissen zu lassen, dass das Festhalten allein keine Sicherheit gibt. Vielmehr bringt es Sicherheit, wenn wir lebendig in die Welt hinausgehen. Wenn wir das den Klienten sagen, helfen wir ihnen, mit ihrer Angst vor dem Loslassen in Kontakt zu kommen. Wenn sie loslassen, gibt es endlich genug Raum für neuen Sauerstoff.

Fallstudie: Asthma

Als ich in meinen 30ern war, lud mich ein Freund zu sich in die Berge ein, aber als ich dort ankam, freute er sich nicht. Er ging weg und verbrachte die Zeit mit einer anderen Frau. In der Nacht wachte ich auf und hatte einen Asthmaanfall. Ich hatte als Kind unter Asthma gelitten, aber nicht mehr als Erwachsene. Wir waren kilometerweit vom nächsten Arzt entfernt, also musste ich mir selber helfen. Ich versuchte, mich als kleines Kind mit Asthma zu visualisieren, und ich fragte das Mädchen in mir: »Was willst du?« Das Mädchen sagte: »Ich möchte weinen.« Ich antwortete der Kleinen: »Du brauchst nicht zu weinen, wenn du bei mir bist. Es geht dir gut.« Aber das Mädchen mochte das nicht hören. Deshalb sagte ich ihm: »Ich habe nichts dagegen, wenn du weinst.« Und damit begann ich darüber zu weinen, wie oft in meinem Leben meine Liebe durchkreuzt worden war. Ich schluchzte tief, und als ich zu weinen aufhörte, war das Asthma weg. Ich hatte gewagt, das auszudrücken, was ich mir selbst zu fühlen so lange nicht erlaubt hatte. Ich packte meine Sachen, reiste ab und hatte seitdem nie wieder Asthma. Das war wirklich eine erstaunliche Erfahrung für mich.

Deshalb empfehlen wir, andere Menschen nicht zu trösten, sondern ihnen den Raum zu geben, den sie brauchen, um ihren Schmerz auszudrücken. Trost soll Hilfe sein, aber in Wirklichkeit schneidet er den Prozess ab, und die Menschen halten sich wieder zurück. Meine eigene Erfahrung wurde Teil des Fundaments, auf das ich die Rosen-Methode aufbaute: Wenn ein Klient den emotionalen Gehalt eines körperlichen Symptoms spürt, vergehen die körperlichen Beschwerden sehr häufig. Mir wurde bewusst, dass es Heilung geben kann, wenn man weinen darf. Das heißt nicht, dass man lange weinen muss, um den Schmerz auszudrücken. Es ist heilsam, sich zu erlauben, sich zu öffnen und die Notwendigkeit des Weinens anzuerkennen, denn danach gibt es Erleichterung. Menschen können diese Erleichterung immer dann spüren, wenn sie sich erlauben, ihren Schmerz auch mit Tränen auszudrücken.

Parkinson-Krankheit

In Fällen, wie bei der Parkinson-Krankheit, kann die Rosen-Methode keine Heilung bringen, aber sie kann den Klienten helfen, weniger zu leiden.

Fallstudie: Parkinson-Krankheit

Ein Mann mit Parkinson kam zu mir; ein Freund hatte ihm die Behandlung geschenkt. Ich wusste wirklich nicht, was ich mit ihm tun sollte. Er hatte ständig überall starkes Zittern. Ich begann, an seinem Rücken zu arbeiten. Er lag mit dem Gesicht nach unten. Ich fragte: »Wann hat das begonnen?« Er antwortete: »Vor zehn Jahren, als meine Mutter starb.« Er zitterte sehr, als er das sagte, denn er hatte seine Mutter sehr geliebt. Das Ungewöhnliche bei dieser Sitzung war, zu beobachten, was passierte, wenn er über erschütternde Ereignisse in seinem Leben sprach. Dann wurden seine Bewegungen sehr aufgeregt. Aber wenn er über Dinge sprach, die ihm kostbar waren, beruhigte er sich beträchtlich, zitterte manchmal sogar eine kleine Weile gar nicht. Ich merkte, dass seine Bewegungen emotional beeinflusst werden konnten. Ich fragte ihn: »Gibt es Zeiten, in denen Sie nicht zittern?« Er antwortete: »Ja, wenn ich diese Stelle des Friedens in mir fühle, dann zittere ich nicht. Die Frage ist nur, wie ich diese Stelle finde.« Ich spürte, dass das sehr bedeutungsvoll war, und er verstand das auch. Es gab die Möglichkeit, seine Bewegungen zu kontrollieren, indem er sich totale Hingabe erlaubte. Je mehr er sich hingab, um so ruhiger wurde er. Er sagte: »Ich möchte den Weg zu dieser Stelle finden.« Ich spürte, wenn er sich gestattete, diese Stelle oft genug zu fühlen, würde er lernen, dorthin zu gelangen. Die Sitzung eröffnete eine neue Einsicht. Er fügte hinzu: »Der Versuch, nicht zu zittern, klappt nicht. Erreiche ich diesen Frieden, dann ist das so, als käme Gnade über mich, und dann geht es.« Das passt zu meinen Erfahrungen mit der Rosen-Methode. Er sagte: »Ich werde diese persönliche Erfahrung nicht vergessen.«

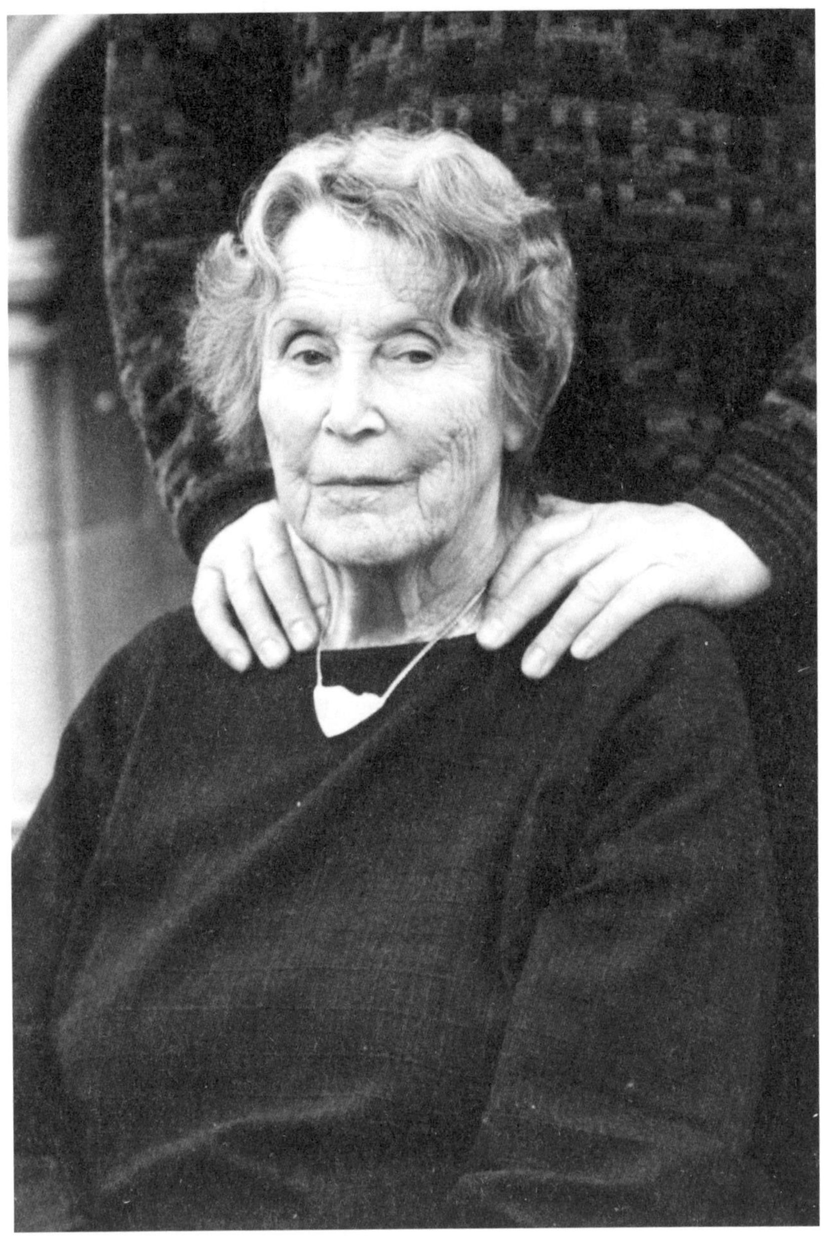

Kapitel 9

Die Rosen-Methode lehren

Lernen durch Sehen und Tun

Eines der wichtigsten Lehrinstrumente in der Rosen-Methode ist die Demonstration. Ein Teilnehmer (im folgenden Klient genannt) erklärt sich freiwillig bereit, eine Behandlung in Gegenwart der Gruppe zu bekommen. Die Lehrerin arbeitet an ihm und spricht dabei sowohl zum Publikum wie zum Klienten. Sie lehrt das, was sie gerade tut, sieht, fühlt und denkt auf beispielhafte Weise. In den Demonstrationen reden wir mehr als bei privaten Sitzungen, denn wir wollen, dass die Kursteilnehmer erfahren, was wir im Klienten sehen oder nicht sehen. Hinter den verspannten Stellen ist keine Bewegung, und es ist wichtig, das zu erwähnen. Auf diese Weise können wir deutlich zeigen, wie Verspannung im Körper aussieht und wie viele Informationen Praktizierende durch das Berühren der verspannten Muskeln, durch Anschauen und durch die Reaktion des Atems sammeln können. Die Unterstützung und das Interesse der Gruppe geben dem Klienten die Sicherheit, frei zu sprechen. Manchmal allerdings trifft genau das Gegenteil zu, und es ist schwer für die Klienten, so verletzlich zu sein und ihre Gefühle so vielen Menschen gegenüber sichtbar werden zu lassen.

Das Interesse der Zuschauenden/Studierenden wird wach, wenn sie eine Demonstration sehen, bei der durch eine leichte Berührung des Körpers gezeigt werden kann, wo die Verspannung ist. Lehrerinnen zeigen, wie sie sich dem Körper mit weicher Hand nähern, eine verspannte Stelle fühlen, und wie sich diese von einer entspannten Stelle unterscheidet. Das ist die erste und wichtigste Lektion.

Zweitens zeigen wir den Studierenden, wie sie sich mit ihren Fingern und Handflächen auf »die Suche« begeben können. Wir lehren sie herauszufinden, welche Muskeln zwar an der Oberfläche weich, darunter aber hart sind. Sie lernen auch, gerade so viel Druck auszuüben, wie er der Verspannung der Muskulatur entspricht. Wenn wir das machen, schauen wir darauf, welche Bereiche sich bewegen oder nicht bewegen, welche Bereiche den Atem hereinlassen und welche nicht. Wir gehen tief hinein mit unserem Druck, dann werden wir wieder sanfter und beobachten, ob die Atmung in den Bereich des Körpers kommt, in dem wir den Druck verringert haben. Kommt der Atem, wissen wir: Das Gewahrwerden hat begonnen. Das Warten auf diese Rückmeldung ist ein wichtiger Teil der Rosen-Methode. Es ist wichtig, unsere Hände leicht werden zu lassen und auf Antwort durch den Körper des Klienten zu warten. Die Reaktion des Klienten auf die Zwiesprache zwischen unseren Händen und seinem Körper zeigt uns, welche Möglichkeit er hat, sich zu öffnen. Es zeigt uns auch, dass wir weiter an diesem Bereich arbeiten sollen, weil eine Öffnung möglich ist. Beide, die erste und die zweite Lektion, sind relativ einfach zu lehren und zu lernen.

Wir lehren, Verbindungen zwischen den verspannten Bereichen im Körper zu erkennen. Jedes Halten ist eine Aussage, und es ist uns wichtig, dass die Studierenden lernen, was diese Aussagen bedeuten und welcher Körperbereich welche Aussage macht. Unterdrückt ein Mensch z.B. Traurigkeit, gibt es Verspannungen im Nacken, in der Kehle und auch im Zwerchfellbereich. Wir gebrauchen unsere Hände, um zu erkunden, ob andere Körperbereiche ebenfalls verspannt sind. Es braucht einige Zeit, das zu lernen, nicht das Konzept, sondern das Verständnis dafür, was der Körper ausdrücken will. Das ist die höchste Kunst in der Rosen-Methode.

Wir unterrichten Studierende, wie wir mit Klienten sprechen. Praktizierende sagen vielleicht, dass hier oder da Verspannungen sind, aber sie sagen nicht: »Sie sind traurig« oder »Sie sind ängstlich«. Es ist wichtig zu wissen, wann man während der Sitzung sprechen sollte und wann nicht, und angehende Praktizierende lernen, sorgfältig zu überlegen, was sie sagen und was sie nicht sagen. Wir unterweisen sie auch darin, ein Gefühl für die Körperhaltung der Klienten zu entwickeln. Manche Klienten reagieren leicht und schnell, andere brauchen Zeit, bis sie reagieren. Solchen, die schnell reagieren, sagen wir: »Ihr Körper antwortet sehr prompt«. Das scheint die Öffnung zu unterstützen.

Wir helfen Studierenden zu lernen, aufmerksam zu sein und das Gespräch einzusetzen, um mitzuteilen, welche Bereiche verspannt sind und von der Atmung nicht bewegt werden und welche Bereiche bewegt werden. Das zeigt man am besten am Rücken der Klienten, wo die meisten der großen Muskeln liegen. Die Studierenden lernen, wie es sich anfühlt, wenn sich ein Muskel entspannt. Sie spüren die Veränderungen, die stattfinden, während sie den Klienten berühren. Sie lernen, die Veränderungen im Atem zu spüren.

Wenn ein Muskel weich wird und Studierende das fühlen können, fordern wir sie auf, zu erkunden, ob der Atem auch in diesen Bereich gelangt, denn das lässt erkennen, ob der Klient hier wirklich ganz losgelassen hat. Ist da kein Atem sichtbar und fühlbar, so sind dort noch weitere Verspannungen. Auf diese Weise lernen Studierende, weiter nach Verspannungen zu suchen. Ihre Finger gehen tiefer hinein auf der Suche nach Stellen, die noch festgehalten werden. Manchmal öffnen sich Klienten in einer Sitzung völlig, aber das ist selten, meist öffnen sie sich jedes Mal ein bisschen mehr. Oft fragen Studierende, wie lange sie an einer Stelle arbeiten sollen, aber das kommt darauf an, denn wenn Klienten sich nicht öffnen, sind sie noch nicht bereit, das anzuschauen, was da ist. Erkennen wir das, verlassen wir diese Stelle und arbeiten an einer anderen. Wir drängen Klienten nicht in etwas hinein, was sie nicht bewältigen können. Wir erzwingen nichts, und wir bestehen auch nicht darauf, dass ein Bereich sich öffnet, sondern schaffen die Möglichkeit, sich bewusst zu werden und zu öffnen, wenn man dazu bereit ist. Studierende lernen die Strategie, in die umliegenden Bereiche einer Verspannung zu gehen. Wenn Klienten z. B. starke Schmerzen haben, arbeiten wir an den Muskeln um den schmerzhaften Bereich herum, um herauszufinden, ob der Schmerz auch durch diese Bereiche beeinflusst werden kann.

Wir wollen auch, dass die Studierenden ihre Augen gebrauchen, um Gesicht und Körper anzuschauen. Wir lehren sie, die Proportionen der verschiedenen Körperpartien wahrzunehmen und herauszufinden, ob und was sich bei Entspannung verändert. Unser Ziel ist, die Klienten zu erfassen und die Informationen zu sammeln, die ihre Körper uns geben. Das ist schwierig zu erlernen und erfordert Zeit.

Lernen durch persönliche Entwicklung

Rosen-Methode ist keine Methode, die schnell gelehrt werden kann, denn das Lernen hängt wesentlich von der persönlichen Entwicklung der Studierenden ab, und die zeigt sich in ihrem Umgang mit den Klienten. Können sie wirklich eingehen auf Klienten ohne vorgefasste Meinungen, ohne Erwartungen? Können sie ohne Einmischung einfach das zulassen, was auftaucht? Können sie darauf verzichten zu interpretieren, was sie sehen? Das Wissen ist ausschließlich im Unbewussten der Klienten. Das scheint am härtesten zu erlernen zu sein, gerade dann, wenn Studierende über eine sehr gute Wahrnehmungsfähigkeit verfügen. Sie müssen lernen, darauf zu achten, was bei den Klienten auftaucht, und nicht die Gefühle der Klienten nach ihrer eigenen Auffassung zu lenken versuchen. Die schwierigste Aufgabe ist es, Klienten ihre eigenen Einsichten zu ermöglichen, ohne sie zu steuern oder etwas auf sie zu projizieren. Darum wird während der Ausbildung auf die persönliche Entwicklung der Studierenden großer Wert gelegt. Sie müssen in der Lage sein, ganz mit ihren Klienten zu sein, jedoch ohne Einmischung.

Es ist unerlässlich, dass Studierende selber Behandlungen bekommen. Wenn sie die Erfahrung machen, was mit ihnen dabei geschehen kann, dann können sie auch ihren Klienten erlauben, eigene Erfahrungen zu machen. Sie entwickeln das Verständnis für den Prozess, den wir anstreben, der nicht das Ergebnis bewussten Leitens ist, sondern vielmehr die Fähigkeit, sich im »Unbekannten« zu bewegen. Viele Menschen, die die Arbeit erlernt haben, hatten selbst unerwartet tiefe Erfahrungen, die ihr Leben veränderten. Das hilft ihnen sehr dabei, Praktizierende zu werden.

Lernen, die Bedeutung von Verspannungen zu verstehen

Am Ende der ersten Ausbildungshälfte sprechen wir viel. Wir reden darüber, was chronische Verspannung bedeutet, wofür wir sie brauchen, was chronische Verspannung hervorruft und was passieren kann, wenn die Verspannung verschwindet. Wir können nicht wissen, welches die Ereignisse waren, die zu diesen Verspannungen geführt haben, deshalb können wir es auch nicht unterrichten. Wir glauben, dass die Gründe im unbewussten Wissen der Klienten verborgen sind. Wenn eine unerwartete Öffnung passiert, lernen Studierende, ihre Hände ruhig auf den Klienten zu lassen und sie ohne Einmischung durch diese Erfahrung gehen zu lassen. Sie lernen, mit ihren Händen die Gefühle zu erspüren, die sich durch den Atem zeigen, indem er entweder schneller oder tiefer wird. Dieser Prozess zeigt sich in seinem eigenen Rhythmus und geht seinen ganz individuellen Weg, bis er nach kurzer Zeit nachlässt. Manchmal weinen Menschen oder sind berührt, und es gibt trotzdem keine Veränderung des Atems in ihrem Körper. Studierende lernen, die Klienten darauf aufmerksam zu machen, etwa indem sie sagen: »Ihr Körper reagiert nicht auf Ihre Worte/Ihr Weinen. Da muss noch etwas anderes sein.« Manchmal sagen wir auch: »Das ist es nicht. Das ist Ihnen schon bekannt.« Wir helfen dabei, Unbewusstes zu Tage zu fördern, das ist ein wichtiger Teil der Ausbildung. Wir sprechen darüber, welchen großen Einfluss Unbewusstes jetzt auf das Leben der Klienten hat, denn es ist eine Barriere.

Was Praktizierende nicht wissen, ist, wie Klienten ihr Leben ohne diese Barrieren gestalten werden. Studierende lernen zu fragen: »Was könnte jetzt geschehen?« ohne eine Antwort zu erwarten. Das ist die Kunst in der Rosen-Methode: Zu wissen, wann Fragen zu stellen sind und wann nicht. Studierende müssen das durch Erfahrung herausfinden, indem sie die Arbeit der Lehrenden beobachten und selbst Behandlungen bekommen.

Alles zusammenfügen

Wir machen Demonstrationen für die Studierenden, damit sie sehen, wie eine »ideale« Sitzung sich entfaltet: Von der einfachen Berührung und dem Auffinden der Verspannung hin zum Öffnen und schließlich zur Transformation, die dadurch hervorgerufen werden kann. Studierende sind die Modelle, an denen wir unsere Arbeit demonstrieren. Ein Teil des Trainings besteht darin, darüber zu sprechen, was mit anderen Studierenden als Ergebnis des Öffnens geschehen ist. Ein weiterer großer Teil des Lernens liegt im »Sharing« sowohl für die, die sich mitteilen, als auch für die, die zuhören. Das ist vermutlich der eindrucksvollste Teil des Kurses. Die Erfahrungen, über die Studierende sprechen, berühren die anderen im Raum, und dies macht Bereiche bewusst, die sie unterdrückt haben. Beides, die Körperarbeit und das »Sharing« steigern den Lerneffekt. Wurden Studierende behandelt, dann sprechen sie im Kreis meist über den Eindruck, den die Behandlung auf sie hatte. Die Lehrerin hört ihnen aufmerksam zu, denn das ist eine gute Methode, den Menschen in seiner Tiefe zu erreichen. War die Geschichte oberflächlich und hat der Körper nicht reagiert, können sie das den Studierenden mitteilen. Spricht hingegen der Klient von seiner Wahrheit, können wir das auch spüren und ihn darin bestätigen. Diese Erfahrung ist ein Vorbild für Studierende. Wenn sie mit Klienten arbeiten, werden sie mit ihnen in derselben Weise sprechen.

Wir bringen den Studierenden auch bei, ihre tiefsten Erfahrungen in Worte zu fassen, besonders die, die unerwartet auftauchen und sie sehr bewegen. »Sharing« oder offen zu sprechen über eine Erfahrung in einer Gruppe oder in einer privaten Sitzung ist ein wichtiges Ergebnis unserer Arbeit. Candace Pert hat nachgewiesen, dass das Mitteilen unserer innersten Gefühle das Immunsystem stärkt und große emotionale Entlastung bringt. Die Menschen gestatten sich, gesehen zu werden, anstatt sich zu verstecken. Das ist von großer Bedeutung, sowohl körperlich wie emotional. Wir versuchen auch, die Studierenden anzuleiten, bei der Erfahrung der Wahrheit zu bleiben und keine Geschichten zu erzählen. So lernen sie die Wucht kennen, die das Aussprechen ihrer eigenen Wahrheit für sie hat. Das kann nicht als Theorie gelehrt werden, Studierende erfahren es selbst. Erfahrung ist unser Transportmittel für das Lernen.

Supervision

Es gibt Studienanforderungen, die die Studierenden je nach Trainingsstand erfüllen müssen. Je weiter sie im Training voranschreiten, desto höher werden die Anforderungen an ihr Können und desto mehr Bereitschaft für die persönliche Entwicklung ist gefordert. Die Lehrerinnen zeigen, wie man mit Klienten arbeitet, und die Studierenden lernen unmittelbar dadurch, sowohl im Kurs als auch während der Supervision. Die Stufen des Lernens scheinen zu sein:

Am Anfang: »Ich weiß alles.«

Dann Erschrecken: »Ich weiß nicht alles.«

Wieder Zweifel: »Ich versteh's nicht, ich kann's nicht, ich habe nichts gelernt.«

Erleichterung: »Es geht, und ich mache das.«

Vertrauen: »Ich weiß jetzt ein bisschen.«

Neugier: »Ich weiß nichts, aber ich arbeite, die Rosen-Methode wirkt.«

Während die Studierenden miteinander arbeiten, werden sie durch die Lehrerinnen überwacht. Es kommt manchmal vor, dass sie abwehrend reagieren, wenn wir versuchen, ihnen zu zeigen, wie sie ihre Hände benutzen und welche Worte sie wählen können: Es ist wichtig, dies als eines unserer wichtigsten Lehrwerkzeuge zu akzeptieren und es nicht als persönlichen Angriff zu nehmen. Studierende sollen offen dafür sein, unterrichtet zu werden, sonst sind sie nicht geeignet, die Arbeit zu lernen. Wenn sie sich immer unverstanden fühlen, gibt es keinen Weg, ihnen Informationen zu geben. Wir versuchen, Studierenden zu zeigen, was wir wissen, nicht, sie zu kritisieren. Wenn sie sich kritisiert fühlen, ist das Lernen schwer für sie. Wir hoffen, sie können lernen und alle Möglichkeiten aufnehmen, um dann ihren eigenen Stil zu finden, die Arbeit zu tun.

Wir zeigen ihnen, mit offenen, weichen Händen zu arbeiten und die Verbindung zwischen ihren Händen und ihren Herzen zu spüren.

Die Berührung muss fest genug sein, um durch alle Schichten der Verspannung bis zur untersten Schicht zu gelangen. Wir helfen ihnen, die verspannten Punkte zu finden und zeigen ihnen, wie man sie durch Berührung tiefer erreicht. So können wir am besten unterrichten: an Beispielen eher als durch direktes Lehren, durch Erfahrung eher als durch Bücher. Aber es gibt Grenzen für das, was wir lehren. Diese Arbeit ist für junge Leute nicht so gut geeignet. Sie brauchen Lebenserfahrung, um sich verändern zu wollen und um bereit zu sein, das anzuschauen, was ihnen im Weg steht.

Fallstudie: Training der Praktizierenden

Ich bin nicht sehr gut im Überwachen, denn obwohl ich weiß, dass ich von Studierenden nicht erwarten kann, dass sie gleich den richtigen Punkt finden, leide ich, wenn sie es nicht tun. »Coaching« ist das, was ich mache, und darin bin ich sehr gut, denn ich gebe mein Wissen in jedem Moment weiter, ich halte es nicht zurück. Ich lehre nicht, ich gebe einfach mein Wissen weiter. Ich kann sagen, wohin ich meine Hände legen würde, wo ich tiefer hineingehen oder den Druck wegnehmen würde, um Gefühle zum Vorschein kommen lassen zu können.

Ich »coachte« einen angehenden Lehrer, der in meinem Beisein eine Behandlung gab. Er machte all die richtigen Dinge, aber er verpasste den Punkt, an dem die wirklich tiefe Verspannung saß. Ich legte meinen Daumen genau auf diese Stelle und drückte tief hinein. Die Klientin brach in Tränen aus und sagte, das genau sei die Stelle. Sie war sehr traurig über eine Beziehung, durch die sie in große Schwierigkeiten gekommen war. Es war der große Wendepunkt für sie, und weil ich den richtigen Punkt berührt hatte, kam diese tiefe Reaktion von ihr. Ich muss zugeben, ich weiß nicht, woher ich wusste, welchen Punkt ich berühren musste, und deshalb weiß ich auch nicht genau, wie man diese Art des Sehens lehren kann. Man bekommt sie mit der Zeit, wenn man die Körper vieler verschiedener Menschen gesehen hat. Praktizierende lernen, mit weichem Blick eine besondere Art des Sehens zu entwickeln: Sie nehmen die »Landschaft« des Körpers auf und sehen, welche Stellen sie berühren müssen, um es dem Klienten zu erleichtern, sich zu öffnen.

Statt eines Nachwortes

Dem Leben begegnen – dem Leben vertrauen

Juliane Knoop

Lange bevor ich die Rosen-Methode kennenlernte, hatte ich im Bereich pädagogischer Psychologie gearbeitet. Ich kam an einen Punkt, nunmehr nach einer Arbeit zu schauen, die mich erfüllte und sowohl mich selbst als auch andere nährte. Auf einer meiner Reisen in die USA begegnete ich der Rosen-Methode. Ich nahm Sitzungen bei Marion Rosen und begann mit den Trainingskursen. Diese Arbeit war für mich bestimmt – das erkannte ich schnell. Sie wurde zu meiner Profession. In den Jahren zuvor hatte ich ein Leben geführt, das mir Schutz und Sicherheit geboten hatte. Damit das gewährleistet war, hatte ich mich mehr und mehr in mich zurückgezogen.

Die Rosen-Methode holte mich Schritt für Schritt aus meinem Versteck heraus. Sie zeigte mir, dass nichts weiter wichtig war, als meiner eigenen Wahrheit zu folgen – ohne Anstrengung.

Wenn ich mit Menschen arbeite, schaue ich nach dem Verborgenen, nach etwas, was nicht gelebt wird. Die Berührung weist den Weg; im Verborgenen liegt das Potential – manchmal nah an der Oberfläche, manchmal tief vergraben. In den Sitzungen gehen wir nicht in die persönliche Geschichte, sondern schauen, was darunter liegt, was zurückgehalten wird und aus irgendwelchen Gründen nicht gelebt werden kann. Welche Konzepte und Glaubenssätze halten die Menschen davon ab, ihren Möglichkeiten gemäß zu leben, welche Barrieren hindern sie daran, ihrer Lebendigkeit und Liebe Ausdruck zu verleihen?

Die Rosen-Methode hat bei mir und den Menschen, die zu mir kommen, Schleusen geöffnet – ein Annehmen und Ja-Sagen zum Leben. Gefühle kommen und gehen – die Arbeit selbst erlaubt mir, im inneren Kontakt zu bleiben, mir auch mein Ausweichen zu gestatten. So kann ich annehmen, was ist, und fühle mich getragen. Diese Präsenz bei der Rosen-Methode macht es uns Praktizierenden möglich, über Begrenzungen hinauszugehen. Ich habe mehrere Wege zum Körperbewusstsein kennengelernt. In der Rosen-Methode habe ich zum ersten Mal gespürt, was es heißt, wirklich angenommen zu sein, ohne mich ändern zu müssen, ohne Vortäuschung, ohne Scham. Ich habe erfahren, wie sich in den Menschen ein großer Frieden ausbreitet, wenn ein Raum ohne Erwartungen geschaffen ist; es ist ein Nachhausekommen zu sich selbst.

Juliane Knoop, Dipl.Päd., hat die Rosen-Methode in Berkeley, Kalifornien (USA), bei Marion Rosen gelernt. Nachdem sie mehrere Jahre als Praktizierende in privater Praxis gearbeitet hatte, absolvierte sie das Lehrertraining und eröffnete 1991 das Deutsche Zentrum Rosen-Methode in Bühl/Baden, wo sie sowohl Ausbildungskurse als auch Einzelsitzungen anbietet.

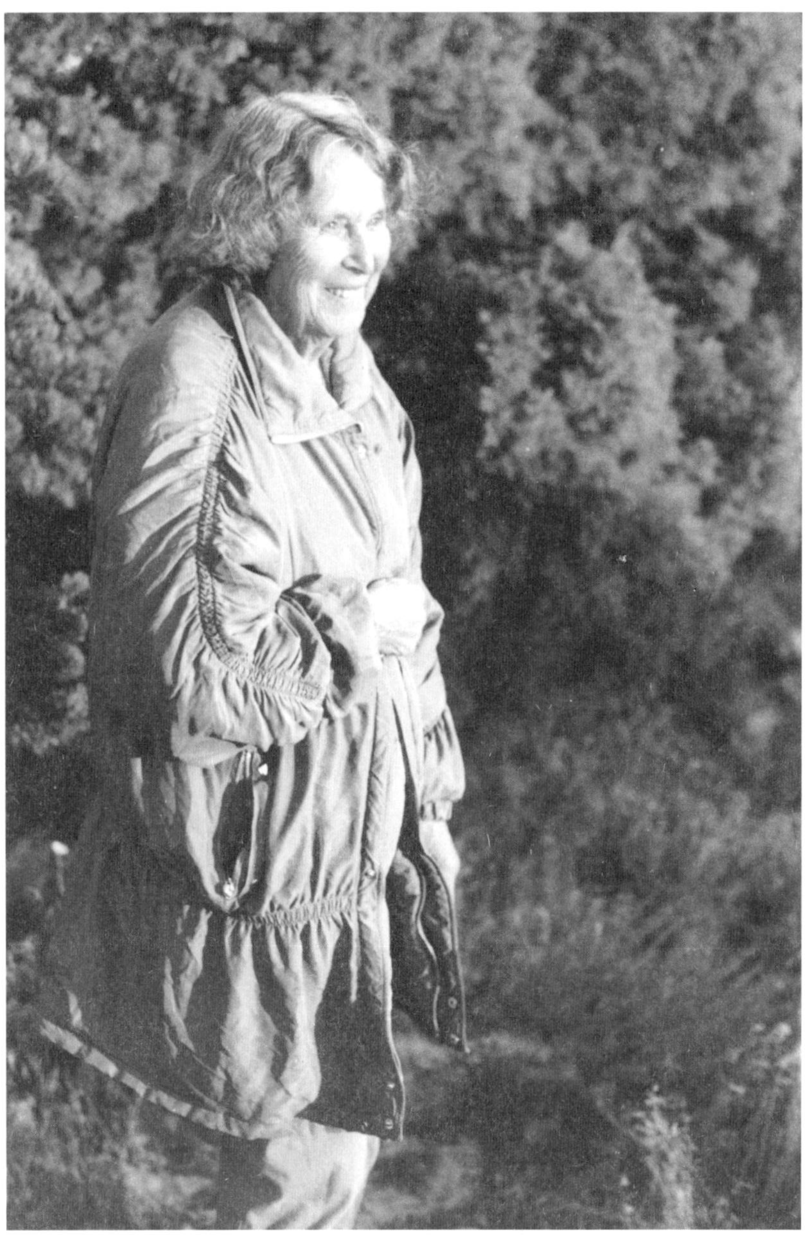

Über die Autorinnen

Marion Rosen, R.P.T., machte 1944 ihren Abschluss als Physiotherapeutin an der Mayo-Klinik. Sie arbeitete drei Jahre am Kaiser-Hospital, anschließend in ihrer privaten Praxis. Sie ist die Begründerin der Rosen-Methode-Körperarbeit und -Bewegung (Rosen Movement) und ist als führende Pionierin auf dem Gebiet der somatischen Medizin geehrt worden. Am 20. November 1992 wurde ihr der »Maggie Kuhn Award« von Health Care, Berkeley, verliehen und am 25. November 1999 wurde sie als »Elder Pioneer in the Somatics Movement« vom International Somatics Congress in San Bernadino, California anerkannt. Bis fast zu ihrem Tode arbeitete sie in privater Praxis im Rosen Method Center in Berkeley und hielt Seminare und Lehrveranstaltungen in den USA und Europa.

Susan Brenner, MA, LFTM, hat mehr als zwanzig Jahre Erfahrung als körper-zentrierte Psychotherapeutin. Sie gehörte zu der ersten Rosen-Methode-Unterrichtsgruppe, die 1978 begann. Susan Brenner leitete das Rosen Center East und das Rosen Center Florida und hat die Rosen-Methode in Deutschland, Schweden, Frankreich und Norwegen unterrichtet.

Zentren der Rosen-Methode Körperarbeit

Es gibt Zentren der Rosen-Methode in den USA, in Kanada, Europa und Australien. Mit den einzelnen Zentren kann über die Webseite des Rosen Instituts: www.rosenmethod.org Verbindung aufgenommen werden.

Deutschsprachige Zentren der Rosen-Methode:

Deutschland

Rosen Methode Körperarbeit Deutsches Zentrum
Bühl-Waldmatt, Deutschland
www.rosenmethode.de
rosenmethode@gmx.de

Österreich

Rosen-Methode Österreich
www.rosenmethode.at
kumlingabriele@aol.com

Schweiz

Schweizerisches Zentrum der Rosen-Methode GmbH
www.methoderosen.ch
maud.guettler@gmail.com

Alle anderen Zentren der Rosen-Methode unter:
http://roseninstitute.net

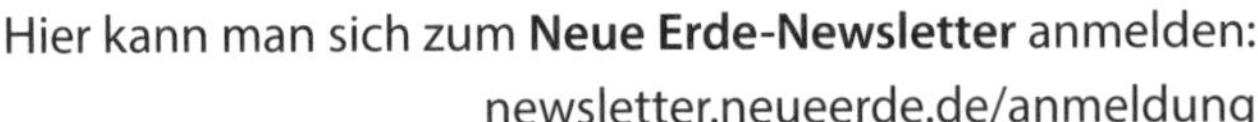

Hier kann man sich zum **Neue Erde-Newsletter** anmelden:
newsletter.neueerde.de/anmeldung

NEUE ERDE im Buchhandel

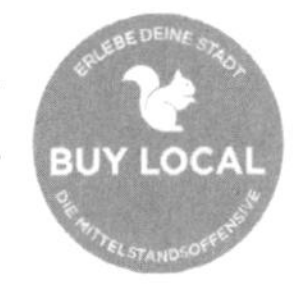

Neue Erde ist ein kleiner unabhängiger Verlag, und der unabhängige Buchhandel ist unser natürlicher Partner. Wir unterstützen die Initiative »buy local«.

Sollte es Lieferschwierigkeiten bei den Büchern von NEUE ERDE geben, lassen Sie immer im VLB (Verzeichnis lieferbarer Bücher) nachsehen, im Internet unter **www.buchhandel.de**

Alle lieferbaren Titel des Verlags sind für den Buchhandel verfügbar.

Sie finden unsere Bücher auch auf unserer Homepage **www.neue-erde.de** oder in unserem Gesamtverzeichnis, welches Sie gerne hier anfordern können:

NEUE ERDE GmbH
Cecilienstr. 29 · 66111 Saarbrücken
info@neue-erde.de

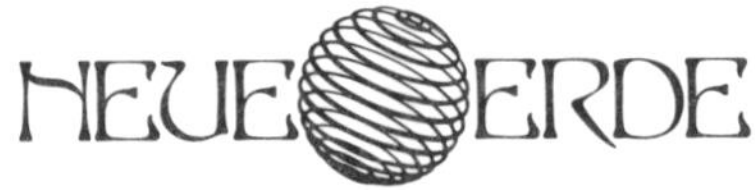